U0221419

掌中宝系列

小儿按摩不生病
掌中查

臧俊岐 ╱ 主编

湖南科学技术出版社

图书在版编目（CIP）数据

小儿按摩不生病掌中查/臧俊岐主编.--长沙:湖南科学技术出版社,2017.9

（掌中宝系列）

ISBN 978-7-5357-9191-7

Ⅰ.①小… Ⅱ.①臧… Ⅲ.①小儿疾病-按摩疗法（中医）Ⅳ.①R244.1

中国版本图书馆CIP数据核字(2017)第015078号

XIAOER ANMO BU SHENGBING ZHANGZHONGCHA

小儿按摩不生病掌中查

主　　编	臧俊岐	
责任编辑	何　苗　王　李	
文案统筹	深圳市金版文化发展股份有限公司	
摄影摄像	深圳市金版文化发展股份有限公司	
出版发行	湖南科学技术出版社	
社　　址	长沙市湘雅路276号	
	http://www.hnstp.com	

湖南科学技术出版社天猫旗舰店网址:

　　　　　http://hnkjcbs.tmall.com

印　　刷	深圳市雅佳图印刷有限公司	
	（印装质量问题请直接与本厂联系）	
厂　　址	深圳市龙岗区坂田大发路29号C栋1楼	
版　　次	2017年9月第1版第1次	
开　　本	890mm×1240mm　1/64	
印　　张	4.5	
书　　号	ISBN 978-7-5357-9191-7	
定　　价	24.80元	

前言
PREFACE

　　小儿经络推拿有着悠久的历史，是一种疗效好、无痛苦、无不良反应的绿色疗法，具有简单、速效、廉价、易于接受等特点。中医认为，孩子的五脏六腑没有受到污染，很干净，恢复能力较强，并且孩子皮肤薄嫩，经络穴位表浅、敏感，在临床治疗时只要把这些经络脏腑激活，就能达到强身健体、抵御疾病的目的。如果父母学会小儿推拿操作，不仅可以给孩子保健、预防及治疗疾病，还能通过推推按按增进亲子感情，也是一种不错的亲子交流法。

　　本书讲解了小儿推拿基本知识、常用穴位、小儿实用保健推拿法、多种常见病症的推拿手法及食疗方法，深入浅出地教会父母用自己的双手为小儿缓解病痛，即使是没有医学专业背景和相关知识储备的家长也能一学就会，一看就懂。书中配有真人图片及二维码，父母只需按图索骥，扫码看视频，既简单又明了，解决了找穴不准或操作不当的困扰，父母还可结合小儿的自身情况随证加减穴位，及时缓解孩子病痛，让孩子健康快乐地成长。

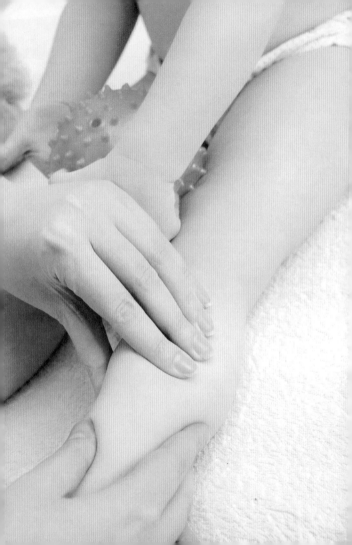

目录
CONTENTS

PART 1
"手"护小儿健康，按摩先行

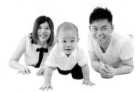

PART 2

聪明父母的选择，让宝宝赢在起跑线

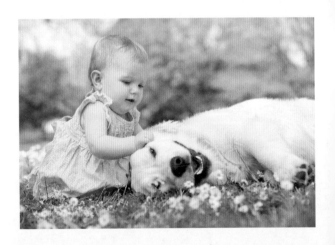

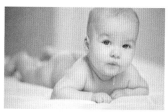

PART **3**

按摩轻松取穴，效果不打折

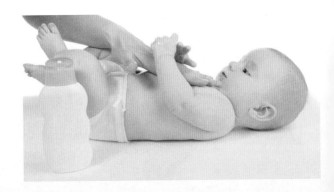

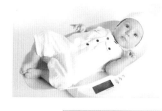 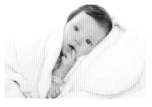

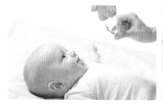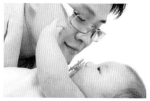

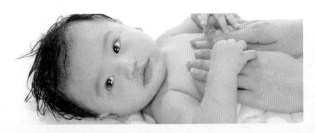

PART **4**

爱的抚触，小儿更健康

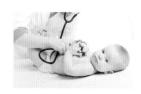

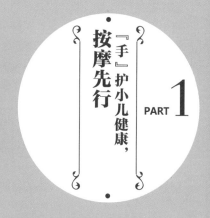

「手」护小儿健康，按摩先行

　　奥地利教育家赛弥·莫尔肖在他的《读懂孩子的身体语言》中说："儿童需要被理解，而不仅仅是被照料，理解是爱的第一步。"父母对小儿的爱是深厚的，是宽广的，更应该是理性的。对父母来说，了解小儿的身体结构非常必要，这不仅有利于小儿的健康，对于小儿成长过程中的疾病治疗更有很大的帮助……

了解宝宝年龄分期，
看护更细心

　　小儿一直处于生长发育的过程中，无论在形体、生理还是其他方面，都与成人不同，因此，绝不能简单地将小儿看成是成人的缩影。了解小儿每个年龄阶段的生长发育规律，对防治疾病有着重要的意义。

　　儿童的生长发育是一个连续的、渐进的动态过程，也是临床儿科学执业医师需要了解的知识。由于各年龄期的孩子对外界的反应不相同，不同年龄的病种、病理也各有差异。在实际工作中，常根据小儿的解剖、生理、心理、病理和疾病等特点，人为地将小儿按年龄划分为7个或8个（加上围生期）不同阶段或年龄期，可以更好地指导教养小儿，妈妈的看护也能更加细致。

⊙ 胎儿期

　　从精子和卵子结合形成受精卵开始至胎儿出生为止，约40周（280天），这一时期称为胎儿期。

　　特点：①胎儿期完全依赖母体而生存。②孕母的健康对胎儿的存活与生长发育有直接影响。母亲的健康状况，情绪、理化因素的刺激，生活工作条件，营养和卫生环境以及疾病、用药等因素都直接影响胎儿的生长发育，并可导致死胎、流产、早产或先天畸形等严重后果。③最初12周（胚胎期，妊娠早期）是器官原基分化的关键时期，易受外界不利因素的影响而出现夭折或先天畸形、遗传性疾病。

⊙ 围生期

围生期是指出生前、产时、产后的一个特定时期，我国采用的定义为：自胎龄满28周（体重≥1000克）至出生后7天内。

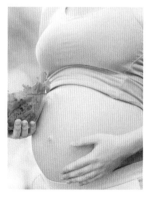

特点：①围生医学属交叉学科，具有跨学科特性。②这一时期从妊娠的晚期经分娩过程至新生儿早期，经受了巨大的变化，是生命最易遭受危险的时期。围生期小儿发病率与死亡率最高。③围生期死亡率是衡量一个国家或地区医疗卫生水平的重要指标。

⊙ 新生儿期

自胎儿娩出，脐带结扎开始至出生后28天内为新生儿期，此期实际包含在婴儿期之内。

特点： ①是人类独立生活的开始阶段。②新生儿身体发育尚未成熟，适应外界环境的能力较差。③发病率及死亡率高，尤以早期新生儿（出生后的第一周）最高。应加强护理，注意保暖，细心喂养，预防各种感染。

⊙ 婴儿期

又称为乳儿期，出生后至满1周岁之前，包括新生儿期在内。

特点： ①是小儿生长发育最迅速的时期，身长在一年中增长50％，体重增加2倍。②对营养素和能量的需

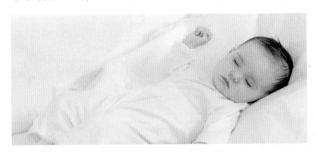

要量相对较高与消化吸收功能不完善之间存在矛盾，消化紊乱和营养紊乱性疾病多见。应提倡母乳喂养，指导合理喂养方法。③免疫功能变化大，婴儿5~6个月后经胎盘从母体获得的IgG逐渐消失，自身的免疫功能尚未发育成熟，感染性疾病(包括传染病)多见。应按时进行预防接种，积极预防各种感染性疾病。

⊙ 幼儿期

1周岁后到满3周岁之前称为幼儿期。

特点： ①体格生长速度稍减慢。②智力发育较快，语言、思维、应人应物能力及自我意识发展迅速。③开始行走，活动范围增大。好奇心强，自我保护能力差。④饮食变化大，由乳类向成人饮食过渡。⑤意外事故较多见，营养性疾病和腹泻亦较多见。故应防止意外创伤和中毒，加强断奶后的营养和喂养指导，重视传染病的预防工作，还应着手进行生活习惯和卫生习惯的培养及训练。

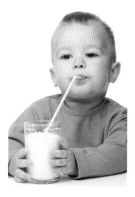

⊙ 学龄前期

3周岁后到6～7周岁入小学前称为学龄前期。

特点：①体格生长较为缓慢，但稳步增长。②智力发育增快，是性格形成的关键时期。③小儿可塑性较大，因此应注意早期教育，注意培养良好的道德品质和生活卫生习惯。④意外事故较多见，其他疾病减少。⑤为做好入学前教育和入学前准备的时期。

⊙ 学龄期

又称为小学学龄期，从入小学起（6～7岁）到进入青春期前（女性12岁，男性13岁）。

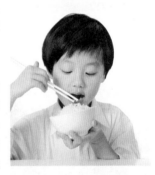

特点：①体格生长稳步增长，但相对较慢。②除生殖器官外，各器官外形本期末已接近成人。③智力发育更加成熟，是学习的重要时期。④发病率相对较低。但免疫性疾病、近视、龋齿等开始增多；心理、行为问题也开始增多。

⊙ 青春期

又称为少年期、中学学龄期，从第二性征出现到生殖系统功能基本发育成熟、身高停止增长的时期称为青春期。女孩一般从11～12岁开始到17～18岁，男孩从13～14岁开始到19～20岁。

特点： ①是第二个体格生长高峰，身高增长显著加速。②第二性征和生殖系统迅速发育并逐渐成熟，性别差异明显。③至本期末各系统发育成熟，体格生长停止。④青春期发育存在明显个体差异和种族差异，可相差2～4年。⑤发病率低，但可出现心理、生理、行为问题及神经-内分泌紊乱性疾病。故在这一时期，除供给足够的营养，加强体育锻炼和道德品质教育外，还应重视和加强青春期保健，进行青春期生理卫生和心理卫生知识的宣传教育，使他们的身心都能得以健康成长。

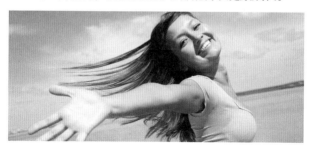

宝宝生理病理特点，
妈妈早知道

小儿从初生到成年，处于不断生长发育的过程中，其身体的各种组织器官、各种生理功能都处于尚未成熟状态，随着年龄的增加，才逐渐趋于完善。了解这些独特的生理、病理特点，对于掌握指导儿童保健，防病治病，有着重要的意义。

⊙ 生理特点

脏腑娇嫩，形气未充

释义：五脏六腑稚嫩柔弱而不成熟，四肢百骸、肌肉筋骨、精血津液等形体结构以及肺气、脾气等身体的各种生理功能活动相对不足，以肺、脾、肾最为突出。

特点：稚阴稚阳，即身体柔嫩、经脉未盛、气血未充、神气怯懦、脾胃薄弱、

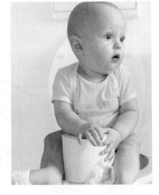

肾气未满、精气未足、筋骨未坚，阴长而阳充，互相生长。

生机勃勃，发育迅速

　　释义：小儿在发育过程中，无论是体格、智力，还是脏腑功能，均不断趋向完善和成熟，年龄越小，生长发育的速度也越快，如旭日初升、草木方萌、蒸蒸日上、欣欣向荣。

　　特点：纯阳，即正常小儿是有阳无阴或阳亢阴亏的盛阳之体，生机旺盛，蓬勃发展，对水谷精细物质的需求更为迫切。

⊙ 病理特点

发病容易，传变迅速

　　释义：由于小儿脏腑娇嫩，患病时邪气嚣张而壮热，且因小儿神气怯弱，故邪易深入，且小儿得病之后，有变化迅速的特点，其寒热虚实，容易相互转化或同时出现。

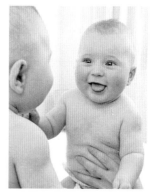

　　特点：易虚易实，易寒

易热，即小儿一旦患病，邪气易实而正气易虚，同时由于"稚阴未长"，故易呈阴伤阳亢，表现热的证候，而由于"稚阳未充"，身体脆弱，尚有容易呈阳虚衰脱的一面，而表现出阴寒的证候。

脏气清灵，易趋健康

释义： 由于小儿生机勃勃、活力充沛，所以小儿患病虽有传变迅速、病情易转恶化的一面，但由于脏气清灵、病因单纯等特点，因而在患病之后，如能恰当及时治疗和护理，病情易好转。

特点： 随拨随应，即身体较为容易恢复健康。

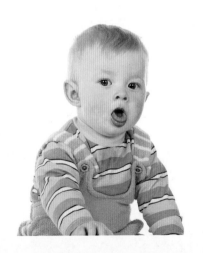

从6个方面了解
宝宝的体格生长规律

⊙ 体重

体重是衡量体格生长的重要指标，也是反映小儿营养状况最易获得的灵敏指标。小儿体重的增加不是等速的，年龄越小，增加速度越快。出生最初的6个月呈现第一个生长高峰，尤其是前3个月；后半年起逐渐减慢，此后稳步增加。出生后前3个月每月增加700~800克，4~6个月每月体重增加500~600克，故前半年每月增加600~800克，后半年每月平均增加300~400克。出生后第二年全年增加2.5千克左右，2岁至青春期前每年体重稳步增加约2千克。

为方便临床应用，可按公式粗略计算体重：

6个月龄婴儿体重=出生时体重+（月龄×0.7）

7~12月龄婴儿体重=出生体重+（月龄×0.5）

2~12岁儿童体重=年龄×2+7（或8）

⊙ 身高

身高受种族、遗传、营养、内分泌、运动和疾病等因素影响，短期的病症和营养状况对身高的影响并不显著，但是身高与长期营养状况关系密切。身高的增长规律与体重相似，年龄愈小增长愈快，出生时身高（长）平均为50 cm，生后第一年身长增长约为25 cm，第二年身长增长速度减慢，平均每年增长10 cm左右，即2岁时身长约85 cm。2岁以后身高平均每年增长5~7 cm，2~12岁身高的估算公式为：年龄×7+70 cm

⊙ 头围

头围的大小与脑的发育密切相关。神经系统，特别是人脑的发育在出生后的两年内最快，5岁时脑的大小和重量已经接近成人水平。头围也有相应的改变，出生时头围相对较大，约为34 cm，1岁以内增长较快，6个月时头围为44 cm，1岁时头围为

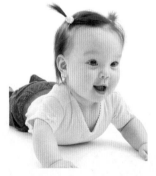

46 cm，2岁时平均为48 cm，到5岁时为50 cm，15岁时为53～58 cm，与成人相近。

⊙ 胸围

胸围大小与肺和胸廓的发育有关。出生时胸围平均为32 cm，比头围小1～2 cm，1岁左右胸围等于头围，1岁以后胸围应逐渐超过头围，头围和胸围的增长曲线形成交叉。头围、胸围增长线的交叉时间与儿童的营养和胸廓发育有关，发育较差者头围、胸围交叉时间延后。

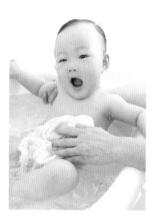

⊙ 前囟

前囟为额骨和顶骨形成的菱形间隙，前囟对边中点长度在出生时为1.5～2cm，后随颅骨发育而增加，6个月后逐渐骨化而变小，多数在1～1.5岁时闭合。前囟

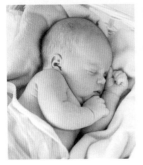

早闭常见于头小畸形，晚闭多见于佝偻病、脑积水或克汀病。前囟是小窗口，它能直接反应许多疾病的早期体征，前囟饱满常见于各种原因的颅内压增高，是婴儿脑膜炎的体征之一；囟门凹陷多见于脱水。

⊙ 脊柱

新生儿的脊柱仅轻微后凸，当3个月抬头时，出现颈椎前凸，细微脊柱的第一弯曲；6个月后能坐，出现第二弯曲，即胸部的脊柱后凸；到1岁时开始行走后出现第三弯曲，即腰部的脊柱能前凸。至6~7岁时，被韧带所固定形成生理弯曲，对保持身体平衡有利。坐、立、行姿不正及骨骼病变可引起脊柱发育异常或造成身体畸形。

望闻问切
诊查疾病先兆

望、闻、问、切四诊，是中医诊断疾病的主要方法，儿科疾病的诊断也是根据四诊参合的病史资料进行辨证，诊断为某一性质的证候的过程。同时，由于小儿自身的生理和病理特点，小儿的四诊的运用又与大人的不同。

⊙ 望

望颜面

颜部面色是脏腑气血盛衰的外部表现，小儿面色以红润而有光泽为正常，枯槁无华为不良。中医望诊的主要色泽以五色主病，即赤、青、黄、白、黑。

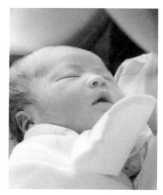

赤色

病因： 多主热证，气血得热则行，热盛则血脉充盈而红。

病症： 外感风热为面红耳赤，咽痛；阴虚内热为午后颧红。

青色

病因： 多为寒证、痛证、瘀血和惊风。

病症： 里寒腹痛为面色青白，愁眉苦脸；惊风或癫痫为面青而晦暗，神昏抽搐。

黄色

病因： 多属体虚或脾胃湿滞。

病症： 脾胃失调为面黄肌瘦，腹部膨胀；肠寄生虫病为面黄无华，伴有白斑。

白色

病因： 多为寒证、虚证，为气血不荣之候。

病症： 肾病为面白且有水肿，即阳虚水泛；血虚为面白无华，唇色淡白。

黑色

病因： 多为肾阳虚衰，水饮不化，气化不行，阴寒内盛，血失温养，气血不盛。

病症： 水饮证为目眶周围色黑。

察指纹

指纹是指小儿示指虎口内侧的桡侧面所显露的一条脉络，按指节可分为风关、气关、命关三部分。在光线充足的地方，一手捏住小儿示指，用另一手拇指桡侧，从小儿示指段命关到风关，用力且适中地推几下，指纹即显露。

正常： 淡红略兼青，不浮不沉，隐现于风关之上。

病症： 浮沉分表里，红紫辨寒热，三关测轻重。

望五官

中医认为，人体内五脏与外在的五官有着密切的关系，脏腑的病变往往反映在五官的变化上。因此，察看五官，可以找到脏腑病变的痕迹。

眼睛：目为肝之窍

观察部位： 眼神、眼睑、眼球、瞳孔、巩膜、结膜。

正常： 目光有神，光亮灵活，肝肾气血充盈。

惊风： 两目呆滞或直视上窜。

病危： 瞳孔缩小或不等或散大或无反应。

舌头：舌为心之苗

观察部位： 舌体、舌质、舌苔。

正常： 舌体淡红润泽，活动自如，舌苔薄白而干湿适中。

气血虚亏： 舌质淡白。

气滞血瘀： 舌质发紫。

邪入营血： 舌质红绛。

嘴：脾开窍于口

观察部位： 口唇、牙齿、齿龈、口腔黏膜、咽喉。

正常： 唇色淡红润泽，齿龈坚固，口中黏膜平滑。

血瘀： 唇色青紫。

胃火上冲： 齿龈红肿。

鹅口疮： 满口白屑。

麻疹早期： 两颊黏膜有白色小点，周围有红晕。

鼻子：肺开窍于鼻

观察部位： 有无分泌物以及分泌物的形态、鼻子外观。

正常： 鼻孔呼吸正常，无鼻涕外流，鼻孔湿润。

感冒： 鼻塞流清涕，为外感风寒引起的感冒；鼻流黄浊涕，为外感风热引起的感冒。

肺热： 鼻孔干燥。

察二便

小儿大小便的变化对疾病诊断有一定意义，尤其是腹泻的患儿。来看病时，家长要带一份新鲜的大便，给医生看看，便于做化验检查。若发现尿有不正常时，家长须带一瓶孩子清早的第一次尿，以便化验检查。

大便

正常： 颜色黄而干湿适中，新生儿和较小婴儿的大便较稀薄。

内伤乳食： 大便稀薄。

内有湿热： 大便燥结。

细菌性痢疾： 大便赤白黏冻状，为湿热积滞。

小便

正常： 尿色多清白或微黄。

疳证： 小便混浊如米泔水，为饮食失调，脾胃虚寒，消化不佳。

黄疸： 小便色深黄，为湿热内蕴。

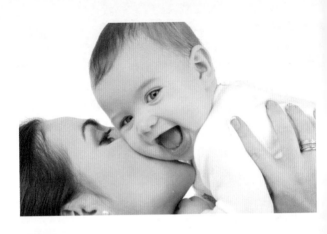

⊙ 闻

听声音

包括闻听小儿的啼哭、咳嗽、声息、呼吸等声音的变化，以及利用听诊器倾听小儿的呼吸和心音。

啼哭声：正常的小儿哭声洪亮而长，并有泪意。

呼吸声：正常的小儿呼吸均匀，节奏适中，无杂音，无阻碍。

咳嗽声：正常的咳嗽声音畅利，痰易咳出。

语言声：小儿语言正常的声息应清晰响亮。

心音：3岁以下正常小儿的心率为每分钟100次以上。

嗅气味

嗅气味包括通过嗅觉辨析口气、呕吐物和大小便的气味等。

口：正常为无异味。

呕吐物：呕吐酸腐夹杂不消化的食物多为食积。

二便：大便酸臭而稀多为伤食。

⊙ 问

由于婴幼儿或者儿童对自我的感受表达不是很清晰，同时对于自己的身体状况了解不全面，因此家长要观察小儿的发病情况，以及小儿的饮食情况、生活起居等情况。

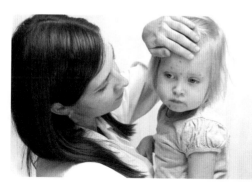

知寒热

小儿的寒热应由父母对小儿触摸的感觉得知，如手足心热、头额热、授乳时口热等。

察二便

父母主要从小儿大便的次数、形状、颜色、质量以及多少来判断小儿的身体状况。

观饮食

小儿的饮食情况可以反映其脾胃的盛衰，主要包括吃饭和喝水的情况，同时还有口唇的干湿状况。

看睡眠

正常小儿的睡眠以安静为佳，年龄越小，睡眠时间越长。睡时盗汗、磨牙、惊厥、嗜睡都是身体不正常的反应。

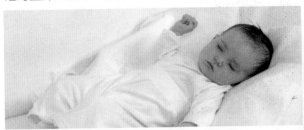

⊙ 切

切诊主要是父母通过在小儿身体的某些部位按或触,以了解小儿的疾病状况,主要包括脉诊和按诊两个方面。

脉诊: 一般3岁以下的小儿以看指纹代替脉诊,3周岁以后才采用脉诊。小儿一般采用"一指定三关"的切脉方法,即用一个拇指或示指面切按寸、关、尺。正常小儿脉象平和,与成人相比软而速。

按诊: 按诊主要是用手指触摸或者按压患儿的某些部位,以了解疾病的部位、性质和病情轻重,检查方式包括触摸、按压或叩打,检查部位有皮肤、淋巴、头颈部、腹部、四肢以及其他位置。

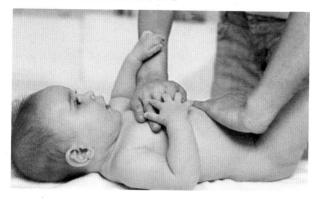

育儿误区，
你知道多少

⊙ 误区一：宝宝吃得多、长得胖才健康

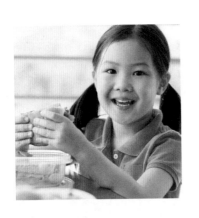

很多家长希望宝宝"超平凡"生长发育，认为自己孩子比别的宝宝吃得多、长得胖、长得快就好。有的家长会以自己6个月的孩子长得像9个月大而自豪，或者9个月的孩子要穿15个月婴儿的衣服才合适，会让家长觉得非常荣耀。

这种过快生长不是健康的标志，反而预示着今后出现肥胖的可能性极大。世界卫生组织多次强调肥胖和生长迟缓都属于营养不良。

如果孩子生长速度过快，应考虑孩子是否存在摄入蛋白质过多、进食量过多、活动量过少等问题；孩子长得过胖，不仅是对身体的一种伤害，对心理的伤害更大。孩子因为年纪太小，有时候不大懂得尊重他人，在一起玩的时候，比较胖的小孩总会受到其他小朋友的歧视和嘲笑，这样一来，他们就不愿意参加集体活动，慢慢地变得孤僻和自卑，时间长了，心理发育肯定受到严重影响。

⊙ 误区二：宝宝出牙越早越好

比较孩子之间生长发育的异同，是家长自觉与不自觉的日常"工作"。孩子出牙早晚快慢更是家长们津津乐道的话题。

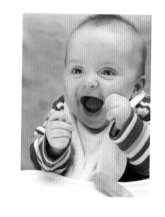

实际上，每个孩子长牙的历程并没有可比性。出牙起始时间不同，出牙顺序不同，出牙引起的反应不同，同龄婴儿牙齿数量也不同。孩子出牙的顺序也没有固定模式，出牙的速度节奏也因人而异。

　　在评价孩子的出牙情况之前，家长一定要全面了解自己孩子生长发育的全部情况，首先纵向了解身长、体重、头围等指标的近期变化；牙齿萌出、囟门缩小情况；还有大运动发育、小运动发育、进食量和喂养行为、语言等众多发育状况。若孩子的其他生长指标都正常，即使出牙慢点也不必担心。

⊙ 误区三：枕秃是宝宝缺钙的表现

　　缺钙的表现之一是枕秃，但是枕秃却并不代表缺钙。几乎每个婴儿从生后2个月开始都会出现脑后、颈上部位头发稀少的现象。只是每个婴儿枕部头发稀少程度不同。严重者枕部几乎见不到头发，医学上称为枕秃。

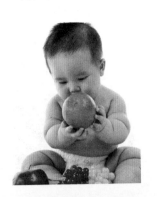

　　枕秃形成的原因有：①宝宝入睡时常常出汗，有时甚至大汗淋漓，这样枕头就会被汗液浸湿。孩子也会感到不适，出现身体动作增多，包括左右

摇晃头部。这样婴儿头枕部经常与枕头或床面摩擦，头发就会变少。②宝宝2个月后开始对外界的声音、图像表现出兴趣。特别是妈妈，不仅声音可以吸引孩子，而且外表也会引起孩子的注意。此阶段，由于孩子只能平躺，要想追逐妈妈，只能通过转头才可达到。这样经常左右转头，枕部的头发受到反复摩擦，就可出现局部脱发。③孩子所枕的枕头或平躺的床面较硬，都可对枕部头发产生压迫，其结果也可造成局部头发变少。

⊙ 误区四：给小宝宝用学步车

孩子的站、走、跑、跳，都是随着发育自然而然的事情，不是"练"出来的。而且学步车有一较宽的带子置于两腿间，导致孩子在学步车内不能真正站直，易诱发"O"形腿的形成。孩子尚未成熟到能够行走时，强迫他

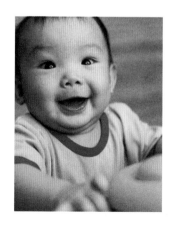

行走，容易造成腿部和脊柱骨骼发育受损。

除此之外，学步车把婴儿固定在其内，使婴幼儿失去学习各种动作的机会。如果婴儿处在学爬期，使他得不到爬行的锻炼；如果婴儿处在学站、练走阶段，他不能独站，将来走路也会迟些。这都不利于促进身体的全面发展。

同时，长期待在学步车里的婴儿缺乏同自身周围的各种事物的联系能力，他只会自己一会儿向左猛冲，一会儿向右猛冲，没有人接近他，会使他变成一个冲撞、激进的孩子；父母忙于自己的事务，不与孩子说话，也不牵着孩子的手练习走路，婴儿的学习感觉、思维和语言发展受到限制。

⊙ 误区五：对体检的目的不明确

许多家长总是会怀疑孩子身体缺少这样那样的营养，于是就隔三差五带着孩子去体检，在体检时，只会做特殊测定、抽血才能证明健康体检的有效性，才能检测出身体是否真正健康。因此我们常常在医院见到很多家长们正带着孩子穿梭在医院的每个科室，做一系列的特殊检查如检测智商、查骨密度、测视力……在他们看来，一份全面的体检应包括微量元素、骨密度、视力等检查，而对于婴儿进食和生长评估、运动发育评测等项目，则因没有仪器设备的参与而感觉不到是在体检。

事实上，对婴幼儿的体检应包括饮食起居的询问、生长评估、身体检查、发育评价（大运动、精细运动、语言、社交）。重点在于与家长的交流，并一同制订下一步养育方案，而不是给一堆化验报告，开一些钙、铁、锌、DHA等补剂。

家长要明确，化验检查永远是辅助检查，补剂只是补充饮食的不足，而不是主要内容。

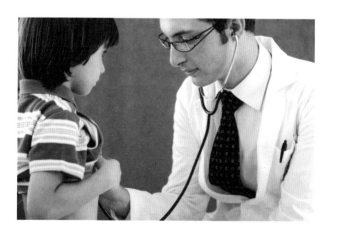

轻轻地抚触，
让宝宝健康成长

孩子出生后，父母都希望孩子能健健康康，长命百岁。按摩、艾灸、刮痧等中医疗法就是通过刺激体表或体表的穴位，通过经络的调节作用，进而达到疏通气血、平衡阴阳、以外达内，达到调理身体、增强体质、防病养生的目的。

⊙ 入门简单，快速上手

按摩、艾灸、刮痧是物理治疗方法，入门简单，不须理解艰深的知识，不必使用专业的医疗器材，父母只要找到正确的穴位和反射区，抓住要诀和手法，习惯和熟练之后很快就能掌握给孩子理疗的方法。每个父母都可以成为按摩师、艾灸师、刮痧师，在家中，小儿玩耍或者睡觉时，都可以给他们按摩、刮痧。

⊙ 父母是孩子最好的医生

刺激穴位和反射区可促进身体气血的运行，有利于

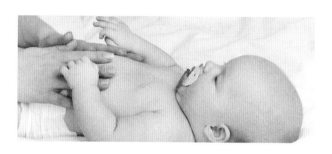

排毒，还可改善皮肤吸收营养的能力和肌肉张力，使身体不紧绷，筋骨不易受伤，有助于身体放松。另外，人的手掌和手指都具备可舒缓疲倦和疼痛的能力，特别是手指，它是人类感觉器官中最发达的部位，父母用手指给孩子按摩是最合适不过的。

⊙ 通过理疗了解孩子的健康状况

父母通过理疗来刺激孩子的穴位和反射区，轻则出现酸、麻、胀的感觉，重则会出现发软、疼痛的感觉，这是通过理疗作用于相对应的经络、血管和神经所发生的综合反应，因此形成了一般人"痛则不通、通则不痛"的治疗印象。此外，穴位和反射区表皮的冷热粗细、硬块肿痛和色泽等，都可成为父母了解孩子内脏健康的参考。

⊙ 孩子全身都有特效穴

人体的穴位遍布全身，从头顶到脚尖都有治疗疾病的特效穴位，例如：父母按压中府穴对于长期郁闷不乐，心情烦躁，时时感到胸闷气短的孩子，有立竿见影的效果。久坐教室的学生们，常有肩膀酸痛、颈项僵硬的问题，按揉肩井穴则能有效缓解肩颈部肌肉酸痛。特效穴不但可以针对单一疾病做治疗，还可调理全身生理功能，强身健体，

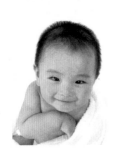

十分适合孩子平日的保健。

⊙ 为父母节省高昂的治疗费用

当下昂贵的医疗费用已超出了普通人所能承受的范围，如果父母掌握一些基本的按摩常识以及艾灸、刮痧知识，对孩子日常生活中的一些小病就能够通过这些方法来解决，这样可以最大限度地避免在医疗上"过度消费"，用最少的投入获得最大的健康收益。

准备充分，
自信动手

　　小儿推拿属于外治疗法，简单、舒适、有效、相对安全无毒副作用，因此应用广泛，疗效显著，易于接受。但是，父母给小儿推拿之前也需要掌握一些推拿的注意事项和推拿手法，以免盲目推拿，给小儿造成不必要的伤害。

⊙ 适宜年龄

　　一般来说，小儿推拿疗法主要适宜于6岁以下的小儿，6～12岁的小儿除选用小儿推拿特定穴位外，宜配

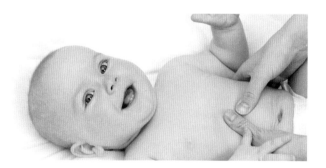

合选用成人推拿的某些手法，结合体表穴位进行治疗，可取得较好的疗效。随着年龄的增加，推拿次数和操作时间可相应增加。

⊙ 小儿按摩手法的基本要求

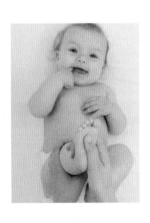

①按顺序

小儿按摩疗法应按一定顺序进行，一般先头部，次上肢，再胸腹、腰背，最后下肢。

②按情况

小儿按摩疗法的时间应根据各种因素决定，例如根据孩子的年龄大小、体质强弱、疾病急缓、病情轻重等。

③治疗次数

治疗次数因病而异，通常每天1次，高热等急性热病可每天2次，慢性病可隔天1次。每次10～15分钟，一般不超过20分钟。

⊙ 小儿按摩注意事项

小儿按摩疗法安全妥当，疗效显著，适应证较广。但小儿按摩的手法与成人按摩的手法有着很大的区别，为更好地达到治疗效果和防止意外事故发生，必须清楚地了解、熟悉基本要求和注意事项。以下详细介绍小儿按摩疗法的基本要求和注意事项。

① 按摩前

首先需营造一个安静、温暖（室温28 ℃左右）且舒适的环境和氛围。

明确诊断，选用穴位：采用合适的按摩手法，考虑全面，有中心有重点。

清洁手部：按摩前父母的双手宜先洗净，剪短指甲，父母的戒指要拿下，避免伤及孩子肌肤。另外，可在孩子的身上涂抹一些痱子粉或滑石粉，避免损伤孩子的肌肤。

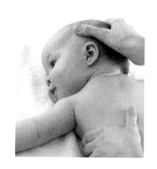

搓热孩子的手掌：按摩前最好让孩子自己搓热双手，可提高疗效。

②按摩中

姿势适当： 让孩子尽量采取最舒适的姿势，可减少因不良的姿势所引起的酸麻反应。

力道平稳： 力道不应忽快忽慢，宜平稳、缓慢。

父母的双手要保持清洁，不要损伤小儿被按摩部位的皮肤，并要注意室温及被按摩部位的保暖。

按摩动作不一定要墨守成规照步骤来，只要让小儿感到舒适即可。

按摩过程中可依照小儿的喜好，如小儿只喜欢你按摩肩膀，那就只按肩膀即可，不用勉强他一定要让你按其他部位，否则会让他更排斥。

按摩时间应控制在10～20分钟，如果小儿的状况无法持续到20分钟，即使5分钟也没关系，以小儿状态来决定时间长短。

③按摩后

饮水充足： 按摩完让孩子喝500毫升的温开水，可促进新陈代谢，还有排毒的疗效。

避免浸泡冷水： 父母不可立刻用冷水给孩子洗手洗脚，一定要用温水将手、脚洗净，且双脚要注意保暖。

避免剧烈运动： 按摩后适当静养休息，不可进行剧烈运动，这样有利于经络平稳运行，达到较好的按摩效果。

按摩适应证
和禁忌证

小儿按摩疗法安全妥当，疗效显著，适应证较广。尽管如此，仍不是所有的病症都适合运用按摩疗法，为防止意外事故发生，我们必须清楚了解和区分按摩的适应证和禁忌证。

⊙ 适应证

1　呼吸系统如小儿感冒、咳嗽、支气管炎、哮喘等。

2　消化系统如婴幼儿腹泻、小儿腹痛、小儿呕吐、小儿疳积等。

3　泌尿系统如小儿遗尿、膀胱湿热等。

4　其他系统如惊风、夜啼、小儿麻痹症等。

⊙ 禁忌证

1 急性传染病如水痘、肝炎、肺结核、猩红热等。

2 各种恶性肿瘤的局部，极度虚弱的危重病及严重的心脏、肝脏、肾脏病等。

3 各种皮肤病患处，及皮肤破损处如烧伤、烫伤处等。

4 出血性疾病。

5 骨与关节结核、化脓性关节炎、骨折早期和截瘫初期等。

6 诊断不明，不知其治疗原则的疾病。

小儿按摩的
调养原则

⊙ 健康型

体质特点： 这类孩子身体壮实，面色红润，精神饱满，吃饭香，大小便正常。

健康调养： 此种体质的孩子在平时的生活中坚持营养均衡，就能继续保持健康的状态，不需要调养。

⊙ 寒型

体质特点： 身体和手脚冰凉，面色苍白，不爱活动，吃饭不香，食生冷食物容易腹泻，大便溏稀。

健康调养： 小孩父母平时给孩子捏脊5次（长期给孩子捏脊可以治疗预防一切胃肠道慢性病，华佗捏脊法"捏三提一"），按揉劳宫穴100次（让孩子自然握拳，中指尖贴着的位置就是内劳宫穴）。饮食调养的原则是温养胃脾，宜多食辛甘温之品，如羊肉、鸽肉、牛肉、鸡肉、核桃、龙眼等；忌食寒凉之品，如冷冻饮料、西瓜、冬瓜等。

⊙ 热型

体质特点： 此类孩子的身体壮实，面赤唇红，不喜欢热的东西，喜欢凉的东西，口渴时常爱喝凉水，烦躁易怒，贪吃，大便秘结。

健康调养： 平时给孩子清天河水（天河水是人体的清凉之源，在孩子前臂内侧正中线，自腕向肘呈一直线，父母用示指、中指沿那条线从孩子的腕推向肘），每次推200次。此类孩子易患咽喉炎，外感后易高热。饮食调养的原则是清淡，宜多食甘淡寒凉的食物，如苦瓜、冬瓜、萝卜、绿豆、芹菜、鸭肉、梨、西瓜等。

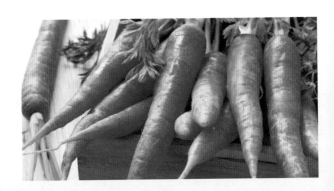

⊙ 虚型

体质特点：这类孩子面色萎黄、少气懒言、神疲乏力、不爱活动、汗多、饭量小、大便溏软。

健康调养：平时给孩子补五脏，脾、肝、心、肺、肾各100次，就是在孩子的5个手指螺纹面分别按顺时针方向旋转推动。此类孩子易患贫血和呼吸道感染。饮食调养的原则是：气血双补，宜多食羊肉、鸡肉、牛肉、海参、虾蟹、木耳、核桃、龙眼等；忌食苦寒生冷食品，如苦瓜、绿豆等。

⊙ 湿型

体质特点：这类孩子喜欢吃肥甘厚腻的食物，形体多肥胖，动作迟缓、大便溏稀。

健康调养：平时捏脊5次，推脾经、胃经和板门各200次，就是从孩子的大拇指尖一直推到大鱼际就可以了，这条线连接了这3个穴位。饮食原则是健脾祛湿化痰，宜多食高粱、薏苡仁、扁豆、海带、白萝卜、鲫鱼、冬瓜、橙子等；忌食甜腻酸涩之品，如石榴、蜂蜜、大枣、糯米、冷冻饮料。

按摩前得学会
为孩子取穴

父母在帮小儿推拿的时候，找准穴位很重要。取穴就是找对地方进行推拿，这样才能获得良好的保健功效。在这里，我们介绍一些大家都能够使用的简单的寻找穴位的诀窍。

⊙ 体表标志取穴法

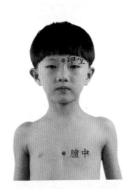

体表标志取穴法是以人体解剖学的各种体表标志为依据，来确定腧穴位置的方法。人体体表标志，可分为固定标志和活动标志。

固定标志：由骨节、肌肉所形成的凸起、凹陷及五官轮廓、指甲、乳头、肚脐等部位，是不受人体活动影响，固定不移的标志。如：以肚脐为标志，脐中即为神阙穴，脐中上1寸是水分穴，脐中下1寸是阴交穴，脐旁开2寸是天枢穴等；两乳之间是膻中穴；两眉头之间是印堂，等等。

活动标志： 关节、肌肉、肌腱及皮肤随着活动而出现的空隙、凹陷、皱纹等部位，是在活动姿势下才会出现的，以此定位腧穴位置。如：下颌角前上方约一横指当咬肌隆起，按之凹陷处是颊车穴；让掌五指在同一平面，拇指与其余四指成90°，拇指根部两个肌腱间的凹陷就是阳溪穴等。

⊙ 骨度分寸法

骨度分寸法是以骨节为标志，将两骨节之间的长度折量为一定的分寸，用以确定腧穴位置的方法。不论男女、老少、高矮、胖瘦，均可按一定的骨度分寸在其自身测量。如：眉间到前发际正中为3寸；头部前发际正中至后发际正中为12寸；两乳头间为8寸；脐中至耻骨联合上缘为5寸等。

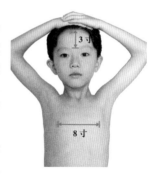

⊙ 手指同身寸取穴法

　　手指同身寸取穴法是幼儿推拿中最简便、最常用的取穴方法。利用自身手指作为测量穴位的尺度，中医称为"同身寸"。人有高矮胖瘦，不同的人的手指尺寸也不一样。因此，找小儿身上的穴位时，要以小儿自身的手指作为参照物，切勿用大人的手指去测量。

　　1寸：拇指间关节的横向宽度。

　　1.5寸：示指和中指二指指腹横宽。

　　2寸：示指、中指和无名指三指指腹横宽。

　　3寸：示指、中指、无名指、小指并拢，以中指近端指间关节横纹为准，四指横向宽度。

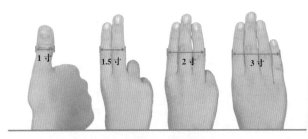

常用同身寸示意图

图解基础按摩手法

　　小儿按摩治疗通过不同的按摩手法增强免疫功能，同时可以保证小儿气血充盈、食欲旺盛、发育正常等。通过经络与相应脏腑的联系，使其体内的脏腑产生相应的生理变化，从而达到治疗疾病的作用。

⊙ 推法：舒筋活络，行气活血

　　直推法：用拇指、示指或者中指中的任一手指指腹在皮肤上做直线推动。

　　旋推法：用拇指指腹在皮肤上做顺时针或逆时针推动。

　　分推法：用双手拇指指腹按在穴位上，向穴位两侧方向推动。

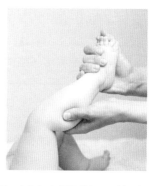

　　手法要领：力度由轻至重，速度由慢至快。对初次接受按摩的小儿须观察反应，随时询问其感觉以便调节力度和速度。

⊙ 捏法：通经活络，健脾和胃

用拇指和示指、中指相对，挟提皮肤，双手交替捻动，向前推进。

手法要领： 力度可轻可重，速度可快可慢。可单手操作，也可双手操作。

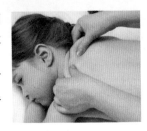

⊙ 运法：理气和血，宣通筋络

以拇指或示指的螺纹面着力，附着在施术部位或穴位上，做由此穴向彼穴的弧形运动，或在穴位的周围做周而复始的环形运动。

手法要领： 宜轻不宜重，宜缓不宜急，要在体表旋转摩擦推动，不带动深层肌肉组织。

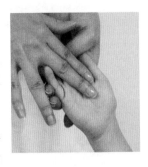

⊙ 揉法：消肿止痛，祛风散热，理气消积

用指端、大鱼际、掌根或者手肘，在穴位或某一部位上做顺时针、逆时针方向旋转揉动。

手法要领：手指和手掌应紧贴皮肤，与皮肤之间不能移动，而皮下的组织被揉动，按揉幅度可逐渐扩大。

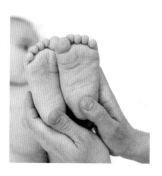

⊙ 掐法：镇惊息风，开窍醒神

用拇指、中指或示指在身体某个部位或穴位上，做深入并持续的掐压。

手法要领：力度需由小到大，由轻到重，使其作用为由浅到深。

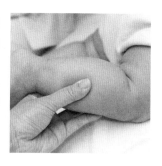

⊙ 拿法：祛风散寒，活血行气，开窍提神

用拇指与示指、中指或其他手指相对呈钳形，使其相对用力，捏住某一部位或穴位，做一收一放或持续揉捏的动作。

手法要领：腕放松灵活，要由轻到重，再由重到轻。力量集中于指腹和手指的整个掌面。

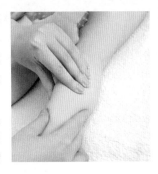

⊙ 按法：通经活络，祛寒止痛

用手指或手掌在身体某处或穴位上用力向下按压。

手法要领：按压的力量要由轻至重，按压持续一段时间，再慢慢放松。

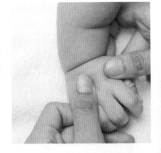

⊙ 摩法：理气活血，温中健脾

用手指或手掌在身体某一部位或穴位上，做皮肤表面顺时针、逆时针方向的回旋摩动。

手法要领： 指或掌不要紧贴皮肤，在皮肤表面做回旋性的摩动，作用力温和而浅，仅达皮肤与皮下组织。

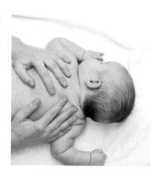

⊙ 擦法：温经散寒，消肿止痛，健脾和胃

用手指或手掌或大、小鱼际在皮肤上进行直线来回摩擦的一种手法。

手法要领： 在操作时多用介质润滑，防止皮肤受损。以皮肤发红为度，切忌用力过度。

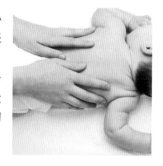

⊙ 摇法：疏经通络，滑利关节

以关节为轴心，做肢体顺势轻巧的缓慢回旋运动。

手法要领： 摇动的动作要缓和稳妥，速度要慢，幅度应由小到大，并要根据病情，适可而止。

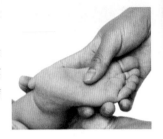

⊙ 搓法：舒筋通络，调和气血

用双手在肢体上相对用力进行搓动的一种手法。

手法要领： 频率一般为30~50次/分，搓动速度开始时由慢而快，结束时由快而慢。

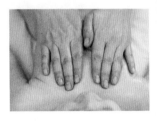

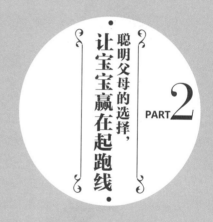

聪明父母的选择，
让宝宝赢在起跑线

PART 2

对于孩子的成长来说，最重要的不是天赋，而是强健的体魄。孩子大病小病不断，很多家长为此伤透了脑筋，如何防治儿科病，给孩子一个强健的体魄？按摩是一个不错的选择。本章将全方位介绍简单的按摩方法，让孩子轻轻松松增强体质。

眼睛按摩养生操

【按摩准备】放松精神，眼睛平视前方，尽量望一些绿色的地方，远望2~3分钟后开始按摩。

【按摩方法】

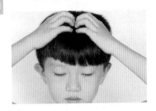

1 首先以顺时针转动双眼4~5次，然后逆时针转动双眼4~5次，接着平视2分钟，再转动双眼。

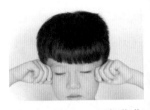

2 眼睛轻闭，用拇指指腹轻擦眼皮20次，左右交换。用手指沿眼睛周围由内向外打圈按摩。

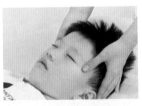

3 用手指指腹按揉太阳穴，向前方揉动20次，再向后方揉动20次。

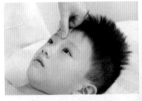

4 用拇指和示指拿捏印堂，反复操作10次左右。可缓解眼部酸痛。

牙齿按摩养生操

【**按摩准备**】室内空气流通，选择一个合适的姿势，深呼吸，然后放松精神，闭上眼睛。

【**按摩方法**】

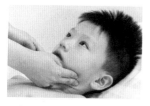

1 将双手示指放在颊车穴上，做局部小圆形按摩，边按摩边移动至地仓穴反复操作30次。

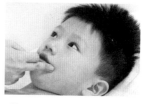

2 将双手中指放在孩子的嘴角，打圈按摩口周处，再向耳前侧滑动，反复操作30次。

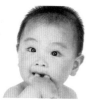

3 示指戴上硅胶指套，依次按摩上下、左右的内外侧牙龈约数分钟。

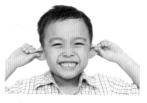

4 要孩子自己用上下牙齿相互叩击，反复操作36次。

耳部按摩养生操

【按摩准备】室内空气流通，选择一个合适的姿势，深呼吸，然后放松精神，闭上眼睛。

【按摩方法】

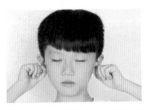

1 将双手放在两侧的耳朵旁，用两手示指按摩两耳根前后各15次，然后再轻按捏耳轮15次。

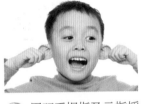

2 用双手拇指及示指摇拉两耳郭各15次，然后再用两手中指分别弹击两耳15次。

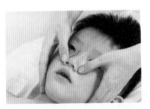

3 将拇指置于孩子鼻翼两侧，轻轻向耳前侧滑动，重复操作10次。

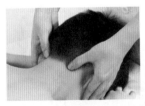

4 让宝宝俯卧，家长用双手拇指揉按后脑部24次。

鼻部按摩养生操

【**按摩准备**】上身端正坐位，眼平视前方，注意力集中，全身放松，闭上眼睛，施术者双手手掌搓热。

【**按摩方法**】

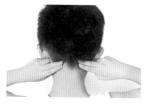

1 以双手手指分别按住两边风池，旋转揉按，再以示指、中指旋转揉按百会穴，分别操作30次。

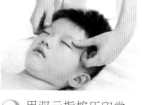

2 用双示指按压印堂，然后沿眉骨下方向外推至太阳穴，再旋转揉太阳穴片刻，反复操作30次。

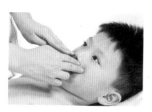

3 用示指指腹揉按睛明穴30次后，用拇指指端按揉迎香穴30次。

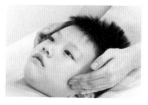

4 搓热双手小鱼际，以掌面从内到外按摩整个面部，以温热为度。

胸腹部按摩养生操

【按摩准备】平躺在床上，室内温度适宜，放松四肢，可以闭上眼睛，深呼吸，稍作休息后开始按摩。

【按摩方法】

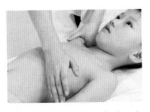

1 左手放在右胳膊处，右手放在左肋下，抚摸至左锁骨处，反复操作15～20次，再换另一侧操作。

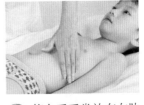

2 将左手手掌放在左胸肋下，轻推至左锁骨处，如此反复操作15～20次，再换另一侧操作。

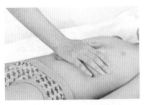

3 将手掌放在腹部上方，顺时针按摩肚脐上方，每次操作20次。

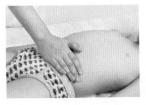

4 将手掌放在腹部下方，顺时针按摩肚脐下方，每次操作20次。

腰背部按摩养生操

【按摩准备】室内空气流通，选择一个合适的姿势，深呼吸，然后放松精神，闭上眼睛。

【按摩方法】

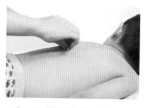

1 沿着脊柱的两旁，用捏法把皮捏起来，边提捏，边向前推进，由下往上重复3~5次。

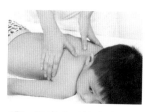

2 将双手平放在脊骨两侧，向上按摩至肩膀处，再由肩膀回到臀部上方，如此反复操作15次。

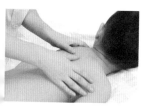

3 将双手拇指指腹放在脊骨两侧，按摩至肩部，反复操作20次。

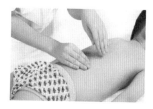

4 拳心空握，横放于脊背处，从上往下轻轻敲打。反复操作15次。

手臂部按摩养生操

【按摩准备】选择一个温度适宜的处所，取仰卧位，放松身体，呼吸平稳，可闭上眼睛稍作休息后开始按摩。

【按摩方法】

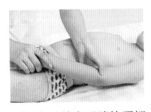

1 左手从右手臂的顶部向下按摩，然后稍微将手臂外挪，并轻轻拉直手臂，反复操作3～5次。

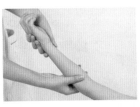

2 用左手托住孩子的手臂，右手拇指从上到下按捏手臂。对侧用同样方法操作3～5次。

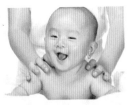

3 双手放在孩子肩膀处开始轻轻揉捏，力度均匀，反复操作3～5次。

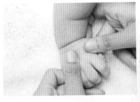

4 轻轻揉捏孩子的手指，再按摩手掌、手背，反复操作3～5次。

脚部按摩养生操

【按摩准备】平躺在一个舒适的房间，温度适宜，双腿平直放松，休息片刻后开始进行按摩。

【按摩方法】

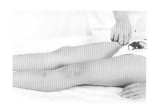

1 示指和中指从一侧大腿根处由上到下轻轻按摩，直到脚踝处为止，再换对侧按摩。

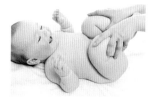

2 双手握住孩子的小腿，弯曲两个膝盖，使其靠近腹部，操作6次。

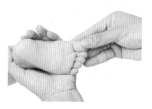

3 将孩子的脚握在手中，用手指捏住脚趾，从脚趾根揉至趾尖。

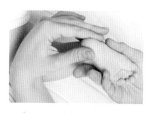

4 用手掌托住一只脚的脚背，另一手拇指和示指捏住脚踝按摩5分钟。

春季按摩
——以养肝为主

春天万物复苏，自然之气具有生长、升发、条达舒畅的特点。而肝属木、喜条达，其气通于春，顺应时气养肝、以使志生，则肝气旺盛、精神畅快。春季又是小儿生长发育的黄金季节，在这个季节里，他们的身体会迅速生长发育，食欲也比较旺盛，所以父母要抓住这样的好时机，科学合理地给小儿增加营养。

膳食养肝 ┝ 菠菜蒸蛋羹

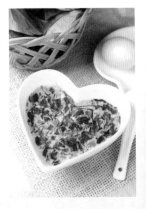

配方：

鸡蛋3个，碎菠菜50克，盐2克，鸡粉少许。

做法：

❶ 取个蒸碗打入鸡蛋，注入适量的清水边倒边搅拌。

❷ 加入碎菠菜，少许盐、鸡粉，搅拌均匀，调成蛋液。

❸ 蒸碗放入蒸锅后盖上锅盖，用中火蒸约10分钟即可。

按摩养肝

1 推按▶ **肝俞**
用拇指指腹推按肝俞穴3分钟，以有酸胀感为宜。

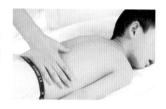

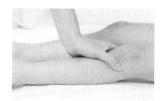

2 揉▶ **期门**
用示指指腹按揉期门穴3分钟，以有酸胀感为宜。

3 点按▶ **阳陵泉**
用拇指指腹点按阳陵泉穴3分钟，有酸胀感为度。

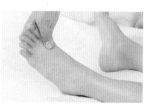

4 点按▶ **太冲**
用拇指指腹点按太冲穴3分钟，有酸胀感为度。

夏季按摩
——以养心为主

中医认为，夏季养生的一大关键就是养"心"。但中医所说的"心"并非仅仅指"心脏"，而是包括心脏在内的整个神经系统甚至精神心理因素。夏季天气炎热，孩子的皮肤毛孔全部打开，非常容易出汗，从而导致阳气泄露过多，再加上长夏阴雨潮湿，暑邪会影响脾胃功能，从而不利于孩子养心。

膳食养心 ┃ 蔬菜沙拉

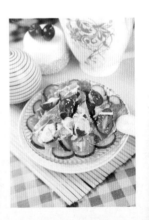

配方：
黄瓜1根，小番茄50克，生菜50克，沙拉酱、白芝麻少许。

做法：
❶ 将黄瓜切片摆在盘中，小番茄对半切开。
❷ 将撕碎的生菜洒在盘中，放上小番茄。
❸ 将沙拉酱均匀地淋在摆好的盘中，撒入白芝麻即可。

按摩养心

1 按揉▶ 百会

用手掌按揉百会穴100次，力度轻柔，以有酸胀感为宜。

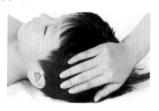

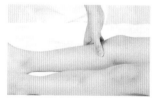

2 按揉▶ 内关

用拇指指腹按揉内关穴100次，以有酸胀感为宜。

3 点按▶ 阴陵泉

用拇指点按阴陵泉穴，以有酸胀感为度。

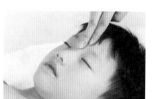

4 按揉▶ 印堂

将示指、中指并拢，按揉印堂穴，以有酸胀感为宜。

秋季按摩
——以养肺为主

秋季五行中属金，为收获之季节，五脏应肺，秋季是由夏向冬的过渡阶段，多数生理指标在秋季都有一定的波动，秋季的生理变化有利于健康，但秋季免疫力下降，很多孩子在秋季容易感冒、皮肤干裂、全身燥热、咽喉发干等，大多数是由于肺阴损伤造成的，因此家长在这个季节应给孩子准备一些能滋润肺部的食物。

膳食养肺 | 山药番茄煲排骨

配方：
山药100克，番茄1个，排骨200克，鸡粉、料酒少许。

做法：
❶ 排骨冲洗干净，用少许料酒去味焯水。
❷ 山药去皮切块，番茄洗净后切块。
❸ 将排骨倒入开水中，半小时后放入山药、番茄，炖煮至熟软加鸡粉即可。

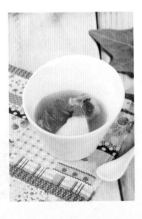

按摩养肺

1 清▸肺经

用拇指从无名指指根推向指尖为清肺经。

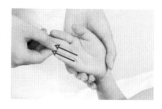

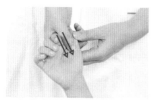

2 补▸脾经

用拇指从小儿拇指指尖向指根方向直推，称为补脾经，操作100次。

3 清▸天河水

示指、中指并拢，从手腕推向手肘称为清天河水。

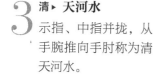

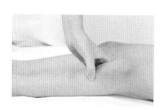

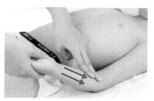

4 按揉▸足三里

用拇指指腹按揉足三里穴3分钟，以有酸胀感为宜。

冬季按摩
——以养肾为主

肾主藏精，肾中精气为生命之源，是人体各种功能活动的物质基础，人体生长、发育、衰老以及免疫力、抗病力的强弱与肾中精气盛衰密切相关。而冬季是阴寒盛、阳气闭的季节，小孩的生理功能还不是很完善，容易受到冬天寒气的侵袭，一旦寒气进入到体内就不容易出去。因此，冬天要多给孩子做相关穴位的按摩，补气益肾。

膳食养肾 | 白菜肉卷

配方：
白菜叶适量，猪肉馅300克。

做法：
❶ 将白菜叶用清水洗净备用。
❷ 将调好的猪肉馅放在白菜叶上，均匀卷好放入蒸盘中。
❸ 蒸锅上火烧开，放入蒸盘后盖上锅盖，用中火蒸约20分钟，至食材熟透即可。

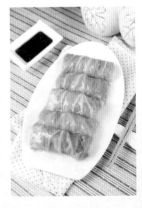

按摩养肾

1　按压▶ 涌泉

用拇指指腹按压涌泉穴3分钟，以局部有酸胀感为度。

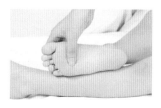

2　按揉▶ 太溪

用拇指指腹按揉太溪穴5分钟，以局部有酸胀感为宜。

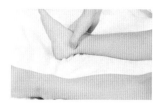

3　按揉▶ 关元

用示指中指指腹按揉关元穴3分钟，以局部有酸胀感为宜。

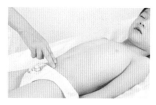

4　按揉▶ 肾俞

用拇指指腹按揉肾俞穴3分钟，以有酸胀感为宜。

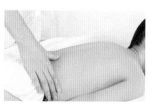

小儿健脑手操

数数小手指

适合年龄： 1~3岁。

锻炼目的： 锻炼大脑对手指的支配能力，提高手部动作的熟练程度。

操作方法： 教小儿用自己的手指来表现1、2、3、4……反复练习，小儿的大脑能得到锻炼。

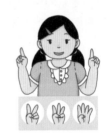

影子变化游戏

适合年龄： 4~8岁。

锻炼目的： 培养形象思维能力，提高大脑对手指的支配能力。

操作方法： 将手放在光源与淡色的墙壁或屏幕之间做影子变化游戏，如伸出双手，将两个大拇指互扣，并展开手掌扇动，做鸟飞行的动作等，既锻炼孩子的大脑灵活性，又增强孩子的想象力。

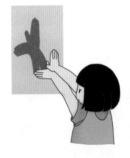

石头、剪刀、布

适合年龄： 5~6岁。

锻炼目的： 锻炼孩子的灵活性、反应能力以及手和大脑的协调性。

操作方法： 两个孩子一组进行石头、剪刀、布游戏，两人同时出石头剪刀布中的任意一个，游戏的规则是石头可以砸剪刀，剪刀可以剪布，而布则能包住石头。

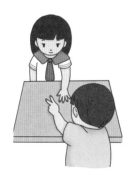

丢硬币

适合年龄： 7~10岁。

锻炼目的： 锻炼手腕的灵活度，刺激手掌的劳宫穴。

操作方法： 准备一枚硬币，将硬币放在一只手掌上，然后往上抛，用另一只手掌接住落下的硬币，再将硬币往空中抛，然后换手接住。如此反复地交替双手抛接。

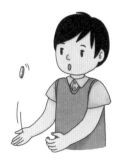

"1"打"4"游戏

适合年龄： 7~10岁

锻炼目的： 锻炼孩子的左右脑及左右手的协调能力。

操作方法： 一手手指做枪状，另一手将拇指内扣，另四指并拢做手形"4"，然后，迅速调换两手的手形，即左手打右手，右手打左手，同时嘴里念"1"打"4"，进行10次。

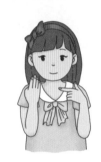

平衡感练习手操

适合年龄： 9~10岁

锻炼目的： 锻炼孩子左右脑协调能力以及手指灵活反应能力。

操作方法： 两手各握一支笔，左手的笔在纸上画圆圈，右手的笔在纸上画方形，要注意一定同时进行。每天可以画10遍。速度要慢慢加快。

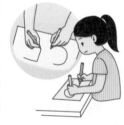

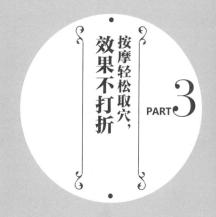

按摩轻松取穴，
效果不打折

PART 3

　　孩子免疫力较弱，抵抗力较差，容易生病，不过父母也不必过于担心，因为他们自身就有强身健体、防治疾病的"灵丹妙药"，那就是经络穴位。父母日常和孩子沟通交流的时候，可以根据宝宝的身体情况做一些相关的推拿，这样在增进感情的同时，也可帮助孩子防病治病。

百会

▶升阳举陷、益气固脱

【穴位解析】因头为诸阳之会，百会穴居于颠顶，联系脑部，是调节大脑功能的要穴。对调节机体的阴阳平衡起着重要的作用。父母经常刺激小儿此穴，可帮助开发智力。

【功效主治】升阳举陷、益气固脱。主治小儿头痛、头重脚轻、目眩、失眠、焦躁、惊风、脱肛、遗尿、慢性腹泻等。

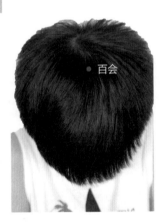

● 百会

定位

位于头部，当前发际正中直上5寸，或两耳尖连线的中点处。

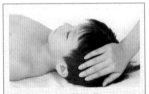

【推拿方法】将手掌按在百会穴上，以顺时针方向揉按，再以逆时针的方向揉按，各50圈。

【穴位解析】脑为元神之府，四神聪穴在头顶百会穴四周，可促进头部血液循环，有助睡眠安神、增强记忆力的作用。父母经常刺激此穴，可促进孩子脑部发育、智力开发。

【功效主治】益智补脑、安神止痛。主治小儿多动症、大脑发育不全、头痛、眩晕、失眠、夜啼、惊风、烦躁不安等。

四神聪

▶益智补脑、安神止痛

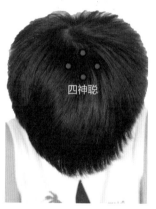

四神聪

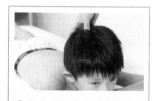

【推拿方法】用拇指依次沿着4个四神聪穴揉按1圈，边揉按边绕圈，揉按30～50圈。

定位

位于头顶部，当百会前后左右各1寸，共四穴。

囟门

▶祛风定惊、益智健脑

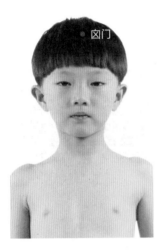

【穴位解析】小儿的安静对于他们的正常生长，尤其是对保持健康有重要的意义。家长适当刺激囟门穴，可帮孩子宁心安神，祛除烦躁。

【功效主治】祛风定惊、益智健脑。主治小儿头痛、感冒、惊风、神昏、烦躁、鼻塞等。

定位

位于头部，当前发际正中直上2寸（百会前3寸）。

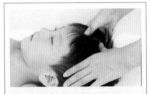

【推拿方法】用双手拇指从前发际向上交替推到囟门穴，各50次。

天庭

▶宁神醒脑、降逆平喘

【穴位解析】孩子脏腑娇嫩，免疫力低下，受寒感冒后，多会咳嗽，若不及时治疗，甚至会出现喘促的现象。父母掐按孩子的天庭穴，能调理孩子气息，缓解症状，还能清利头目，驱散风寒。

【功效主治】宁神醒脑、降逆平喘。主治小儿打嗝、咳喘、急性鼻炎、小儿鼻塞、流清涕等。

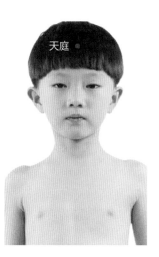

天庭

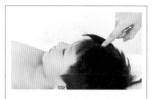

【推拿方法】用手指以较强的力度点按天庭穴10次，先顺时针，再逆时针，各揉20圈左右。

定位

　　位于头部，当前发际正中直上0.5寸，感觉有个凹下去的地方即是。

天心

▶ 疏风解表、镇惊安神

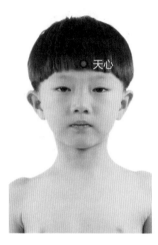

天心

定位

位于额头正中，头发的下方部位。

【穴位解析】天心的疏风镇惊作用较强，孩子抵抗力较成人弱，容易受外邪侵袭，致出现头痛不适，若孩子哭闹不止，按揉此穴可舒缓不适，让孩子安静下来，还能促进睡眠。可与开天门配合使用。

【功效主治】疏风解表、镇惊安神。主治小儿头痛、头昏、眩晕、失眠、小儿发热、流涕等。

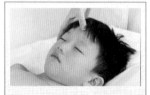

【按摩方法】用拇指指腹按住天心穴，以顺时针，再以逆时针方向揉按2分钟，由轻至重。

【穴位解析】孩子脏腑娇嫩，肌肤柔嫩，皮肤疏松，一不小心就会感冒。孩子一旦感冒了，父母经常按摩太阳穴，会对病情有所缓解。按摩本穴还能给大脑以良性刺激，保持注意力的集中。

【功效主治】宁神醒脑、祛风止痛。主治小儿头痛、偏头痛、眼睛疲劳、牙痛、发热等。

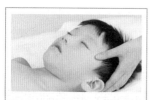

【推拿方法】用拇指指腹紧贴太阳穴，顺时针的方向揉按30～50次。另一侧用相同手法操作。

太阳

▶宁神醒脑、祛风止痛

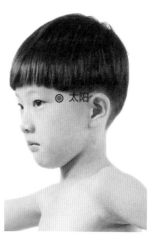

◎ 太阳

定位

位于颞部，当眉梢与目外眦之间，向后约一横指的凹陷处。

风府

▶散热吸湿、通关开窍

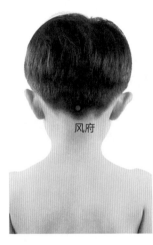

风府

定位

位于项部，当后发际正中直上1寸，枕外隆凸直下，两侧斜方肌之间。

【穴位解析】"六淫"之中，以风为百病之长。在人体当中有很多地方很容易遭受风的袭击。按摩风府穴，可以祛风散寒，按摩完之后会觉得头脑特别清醒。

【功效主治】散热吸湿、通关开窍。主治小儿头痛、鼻塞、发热、流涕、头晕、中风、癫狂、痴呆、咽喉肿痛等。

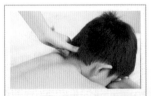

【推拿方法】用拇指指腹按在风府穴上，以顺时针方向揉按，再以逆时针的方向揉按各30圈。

风池

▶发汗解表、祛风散寒

【穴位解析】风池穴位于后颈部，中医有"头目风池主"之说，它能够提神醒脑，治疗大部分风病，对外感风寒、内外风邪引发的小儿头痛有一定的治疗效果。

【功效主治】发汗解表、祛风散寒。主治小儿感冒、头痛、发热无汗、落枕、背痛、目眩、颈项强痛等。

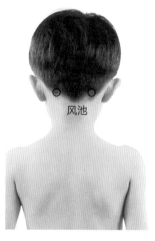

风池

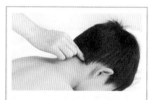

【推拿方法】用拇指、食指用力提拿风池穴，有节奏地一松一放20次，用相同手法揉按另一侧。

定位

位于项部，当枕骨之下，胸锁乳突肌与斜方肌之间的凹陷处。

耳后高骨

▶疏风解表、安神止痛

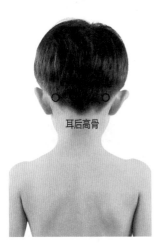

耳后高骨

定位

位于耳后入发际高骨下的凹陷中，即乳突后缘下的凹陷中。

【穴位解析】头痛是指头部的痛觉感受器受到物理因素和生物因素的刺激引起的一种症状，严重影响了儿童的生活，对儿童的健康、心理情感发育造成了危害。耳后高骨堪称"孩子头痛的克星"，父母可揉按此穴来缓解症状。

【功效主治】疏风解表、安神止痛。主治小儿感冒、头痛、惊风等。

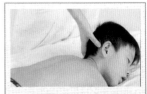

【推拿方法】用拇指指腹以顺时针的方向揉按耳后高骨穴，常规揉按50~100次。

天门

▶解表发汗、明目止痛

【穴位解析】天门是神出入的门户，打开天门，就可以让自己的元神自由出入，也可将天地之元气源源不断地收入，以滋补元神。父母给孩子按摩这个穴位时，孩子会感觉特别舒服，继而安静下来，甚至会睡着。

【功效主治】解表发汗、明目止痛、开窍醒神。主治小儿头痛、小儿发热、精神委靡、惊烦不安等。

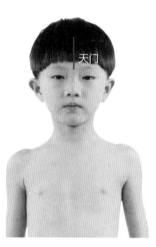

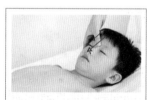

【按摩方法】用拇指从眉心推至前发际3~5分钟，力度由轻至重，以额头皮肤微微发红为度。

定位

位于两眉中间至前发际成一直线。

坎宫

▶疏风解表、清热止痛

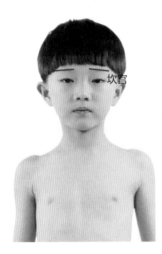

坎宫

【穴位解析】父母平常腾出一点时间，每天给小儿推推坎宫，可以有效预防眼部疾病。在春季干燥的时候，要是发现孩子的眼睛发红，就可以推按坎宫，及早治疗。

【功效主治】疏风解表、清热止痛、醒脑明目。主治小儿发热、小儿头痛、惊风、目赤肿痛、弱视、斜视等。

定位

位于眉心至眉梢的一横线。

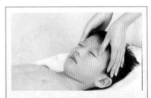

【按摩方法】用两手拇指自眉心向眉梢分向推动，力度由轻至重，常规推拿30～50次。

印堂

▶清头明目、通鼻开窍

【穴位解析】每天用拇指和示指捏起小儿两眉间的皮肤稍向上拉100次，可激发阳气，使头脑反应敏锐，增强记忆力，保护视力。经常刺激此穴，还可以刺激嗅觉细胞，使嗅觉灵敏，治疗小儿鼻炎。

【功效主治】清头明目、通鼻开窍。主治小儿惊风、感冒、头痛、鼻塞、流鼻水、抽搐等。

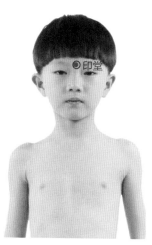

●印堂

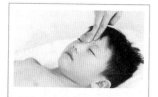

【推拿方法】用示指、中指的指腹点揉印堂穴12次，再用拇指掐按印堂穴5次。以有酸胀感为宜。

定位

位于额部，当两眉头的中间。

睛明
▶降浊除湿、明目定神

【穴位解析】孩子长时间伏案学习，再加之当今社会科技的发达，孩子长时间玩电脑、手机等，常会感觉眼睛涩痛，刺激该穴能改善眼部血液循环，击退眼睛干涩、视物模糊等病症，缓解视疲劳，缓解小儿近视。

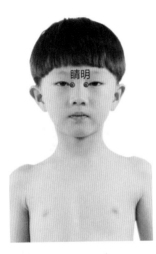

睛明

【功效主治】降温除浊、明目安神。主治小儿目赤肿痛、迎风流泪、青盲、近视、慢性结膜炎等。

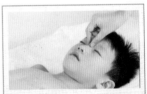

定位

位于面部，目内眦角上方凹陷处。

【推拿方法】用拇指、示指分别按在鼻梁两侧睛明穴上，用力提拿睛明穴20次。

【穴位解析】从孩童时期起家长就要定期给孩子查视力，注意孩子视力是否正常，有无近视、斜视、弱视等，发现问题要及时诊治。揉鱼腰穴时，一般都有酸痛的感觉。

【功效主治】镇惊安神、疏风通络。主治小儿口眼喝斜、目赤肿痛、眼睑跳动、眼睑下垂、近视、急性结膜炎、眉棱骨痛等。

鱼腰

▶镇惊安神、疏风通络

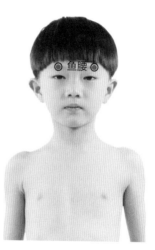

◎ 鱼腰 ◎

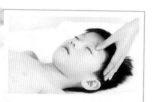

【推拿方法】拇指按在眉头处，沿着眉毛的弧度推按到太阳穴50次，对侧用相同的手法操作。

定位

位于额部，瞳孔直上，眉毛中。

丝竹空

▶降浊除湿、明目止痛

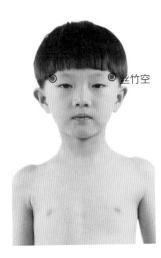

丝竹空

定位

位于面部，当眉梢的凹陷处。

【穴位解析】生活中引起小儿头痛、眼花的原因繁多，一旦发作，难受不已，影响孩子的学习和父母的工作。经常刺激丝竹空穴能祛风、明目、止痛，缓解此类症状，还孩子健康生活。

【功效主治】降浊除湿、明目止痛。主治小儿头痛、牙齿疼痛、面神经麻痹、小儿惊风等。

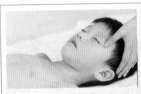

【推拿方法】用拇指指腹以顺时针的方向揉按丝竹空穴2分钟，另一侧以同样手法操作。

【穴位解析】承泣穴是治疗眼疾非常重要的穴位之一。孩子用眼过度已经是现代社会的普遍现象，长时间玩电脑、打游戏，对眼睛非常不好。经常刺激本穴，可缓解视疲劳，防治眼疾。

【功效主治】明目定神、舒经活络。主治小儿近视、目赤肿痛、流泪、夜盲等。

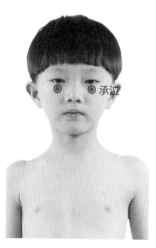

承泣

▶明目定神、舒经活络

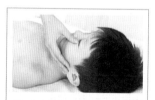

【推拿方法】将拇指指腹点按在承泣穴上，以顺时针方向揉按2分钟，另一侧以同样手法操作。

定位

位于面部，瞳孔直下，眼球与眼眶下缘之间。

听宫

▶聪耳开窍、祛风止痛

【穴位解析】若听宫穴处有明显的压痛感，说明孩子的听力可能已经受到了损害。本穴有个特点：既是疾病反应的部位，又是治疗疾病的取穴点。父母经常帮孩子刺激本穴，能有效防治耳部疾患。

【功效主治】聪耳开窍、祛风止痛。主治耳鸣、耳聋、中耳炎、牙痛、头痛、目眩头昏等。

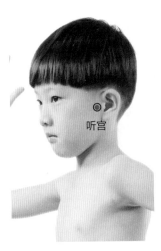

听宫

定位

位于面部，耳屏前，下颌骨髁状突的后方，张口时呈凹陷处。

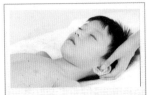

【推拿方法】用拇指指腹在听宫穴上用力向下按压，再慢慢放松，如此反复30～50次。

【穴位解析】小儿神气怯弱，元气未充，不耐意外刺激，若目触异物，耳闻巨声，或不慎跌仆，暴受惊恐，使神明受扰，肝风内动，出现惊叫惊跳，抽搐神昏。刺激山根穴可缓解此类病症。

山根

▶醒目定神、通络开窍

【功效主治】醒目定神、疏通经络、开窍醒脑。主治小儿惊风、昏迷、抽搐、目赤肿痛等。

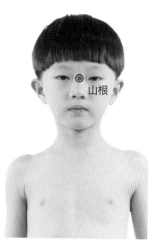

山根

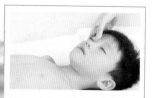

【推拿方法】将拇指按在山根穴上，做深入持续的掐压。力度由轻及重，常规掐揉30次。

定位

　　位于两眼内眦连线中点与印堂之间的斜坡上。

准头

▶疏风解表、清热止痛

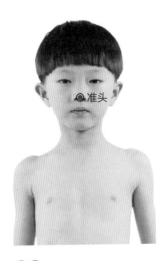

@准头

【穴位解析】发热是婴幼儿十分常见的一种症状，许多疾病在一开始时就表现为发热，此时应及时降低体温。在日常生活当中，父母帮孩子适当刺激准头穴，不仅能有效缓解小儿发热，还能醒神定惊。

【功效主治】疏风解表、清热止痛。主治小儿发热、头痛、鼻炎、夜啼、慢惊风等。

定位

位于鼻尖端。

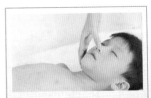

【推拿方法】用一手拇指指甲掐按准头穴，掐按3~5次；然后用中指指腹揉按50~100次。

【穴位解析】鼻炎是指鼻腔黏膜和黏膜下组织的炎症，为儿童多发疾病。因鼻炎会给孩子带来身体不适，所以家长需多加重视，适当刺激延年穴不仅可改善鼻部功能，还能改善感冒引起的鼻塞。

【功效主治】疏风解表、开关通窍。主治小儿感冒、鼻干、鼻塞、慢惊风等。

延年

▶疏风解表、开关通窍

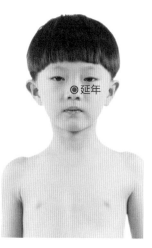

◉延年

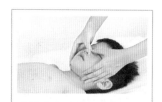

【推拿方法】用拇指指尖掐按延年穴，掐按3～5次；再以指腹自延年穴向两鼻翼分推30～50次。

定位

　　位于鼻上高骨处，准头上。

迎香

▶祛风通窍、治鼻炎

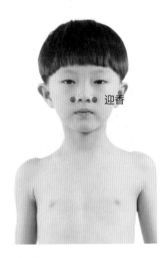

【穴位解析】迎香穴位于鼻旁，脉气直通鼻窍，故通经活络、通利鼻窍之作用甚强，是治疗各种鼻子疾患的要穴；父母经常帮孩子刺激本穴，能防治各类颜面疾患。

【功效主治】祛风通窍。主治小儿感冒、鼻出血、口歪或慢性鼻炎等引起的鼻塞、流涕、呼吸不畅等。

位于鼻翼外缘中点旁，当鼻唇沟中。

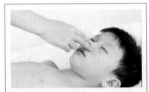

【推拿方法】用中指指腹直接垂直按压在迎香穴上，以顺时针方向揉按1~3分钟。

人中

▶醒神开窍、解痉通脉

【穴位解析】人中穴为手足阳明、督脉之会，是一个重要的急救穴位。当小儿惊风、中暑出现昏迷、呼吸急促时，父母用拇指端刺激人中穴，可使孩子很快苏醒。

【功效主治】醒神开窍、解痉通脉。主治小儿惊风、昏迷、中暑、窒息、惊厥、抽搐、口眼㖞斜等。

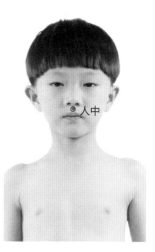

人中

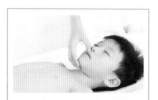

【推拿方法】用一手拇指指尖掐按人中穴，以每分钟掐压20～40次，每次连续0.5～1秒为佳。

定位

位于面部，当人中沟的上1/3与中1/3交点处。

颊车

▶祛风清热、消炎止痛

【穴位解析】人身之火，唯胃火最旺。胃火牙痛是指下牙痛，多是胃火通过足阳明胃经转入牙齿，就会牙痛。父母刺激小儿颊车穴，对于速止孩子下齿牙痛非常有效。

【功效主治】祛风清热、消炎止痛。主治牙髓炎、冠周炎、腮腺炎、下颌关节炎、咬肌痉挛、牙关紧闭、口眼㖞斜等。

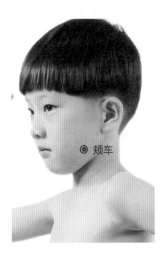

◎ 颊车

定位

位于面颊部，下颌角前上方一横指，咀嚼时咬肌隆起，按之凹陷处。

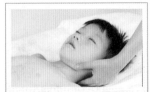

【推拿方法】用拇指指腹以顺时针的方向揉按20次。用相同手法揉按另一侧颊车穴。

承浆

▶生津敛液、舒筋活络

【穴位解析】秋冬和初春时节，气候干燥，身体津液消耗大，刺激承浆穴口腔内会涌出分泌液，可以预防小儿秋燥。刺激本穴还能舒筋活络，防治小儿牙痛、口舌生疮等病症。

【功效主治】生津敛液、舒经活络。主治小儿口眼㖞斜、齿痛、龈肿、流涎、口舌生疮、小便不禁等。

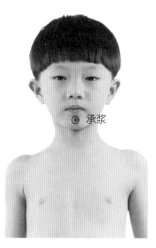

◎ 承浆

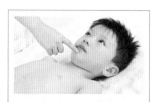

【推拿方法】用手指指腹在承浆穴上用力向下按压，持续一段时间，再慢慢放松，重复30次。

定位

位于面部，当颏唇沟的正中凹陷处。

躯干部按摩常用穴位

天突

▶降逆止呕、理气平喘

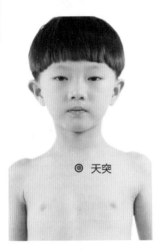

◎ 天突

【穴位解析】寒冷时节是支气管炎病发急性加重期，本穴能宣肺止咳、降气平喘、化痰散结。父母帮孩子刺激该穴可以缓解咳嗽、气短、喘息等症状，减轻小儿痛苦。

【功效主治】降逆止呕、理气平喘。主治小儿打嗝、咳嗽、呕吐、咽喉炎、扁桃体炎、食欲不振、胸闷等。

定位

位于颈部，当前正中线上，胸骨上窝中央。

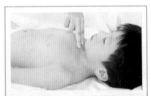

【推拿方法】将示指、中指合并，以两指指腹顺时针揉按天突穴，常规揉按30~50次。

膻中

▶理气止痛、生津增液

【穴位解析】现代医学研究证实，刺激膻中穴可通过调节神经功能，松弛平滑肌，扩张冠状血管及消化道内腔径。父母适当刺激膻中穴，能缓解孩子胸闷、气喘等不适。

【功效主治】理气止痛、生津增液。主治胸闷、吐逆、痰喘、咳嗽、支气管哮喘、心痛、心悸、心烦等。

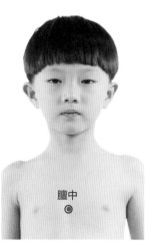

膻中

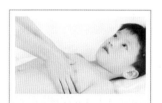

【推拿方法】用双手拇指指腹从膻中穴向两边分推至乳头处30～50次，力度轻柔。

定位

位于胸部，当前正中线上，平第四肋间，两乳头连线的中点。

胁肋

▶顺气化痰、降气消积

【穴位解析】身体的两侧，称为"胁肋"，在小儿称为"胁肋穴"，在成人为肝胆经循行的位置。用温热的两手，来回搓摩孩子的胁肋，有顺气解郁的功效，能有效改善孩子不爱吃饭的毛病。

【功效主治】顺气化痰、降气消积。主治胸闷、胁痛、疳积、消化不良、气急、腹胀等。

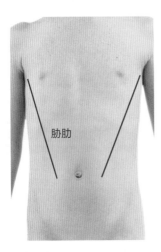

胁肋

定位

从腋下两肋到肚脐旁边2寸的天枢穴，在幼儿按摩中称为胁肋。

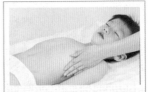

【推拿方法】用手掌从腋下推至天枢穴，推50～100次。用相同手法推按另一侧胁肋。

中脘

▶健脾养胃、降逆利水

【穴位解析】中脘穴为八会穴之腑会，为胃之募穴。故本穴可治一切腑病（胃、胆、胰腺、肠），尤以胃的疾患为先。刺激中脘穴，对胃脘胀痛、食欲不振等小儿脾胃病有很好的疗效。

【功效主治】健脾养胃、降逆利水。主治小儿泄泻、呕吐、腹胀、腹痛、食欲不振、食积等。

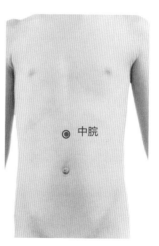

○ 中脘

定位

位于上腹部，前正中线上，当脐中上4寸。

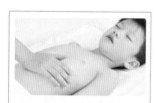

【推拿方法】将手掌紧贴中脘穴上，用力揉按100～200次，以感觉有酸胀感为宜。

神阙

▶温阳散寒、消食导滞

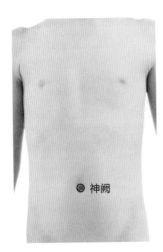

◉ 神阙

定位

位于腹中部，脐中央。

【穴位解析】神阙穴当元神之门户，故有回阳救逆、开窍苏厥之功效。本穴除治小儿惊风之外，还可用治小儿腹泻、腹绞痛、脱肛等症。

【功效主治】温阳散寒、消食导滞。主治腹痛、久泄、脱肛、痢疾、水肿、便秘、小便不禁、消化不良、疳积、腹胀等。

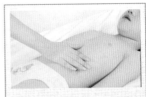

【推拿方法】把手掌放在神阙穴上，在皮肤表面做顺时针回旋性的摩动100～200次。

【穴位解析】大肠功能出现问题，天枢穴处有痛感。刺激孩子天枢穴可改善肠腑功能，消除或缓解肠道功能失常而导致的各种症状，不仅能治疗小儿便秘，还可止小儿腹泻。

【功效主治】消食导滞、祛风止痛。主治腹胀、腹痛、腹泻、痢疾、便秘、食积不化、急慢性肠胃炎等。

天枢

▶消食导滞、祛风止痛

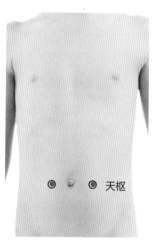

天枢

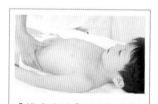

【推拿方法】将拇指指腹按压在天枢穴上，以顺时针方向揉按100次，有酸胀感为宜。

定位

位于腹中部，距脐中2寸。

气海

▶ 益气助阳、消食导滞

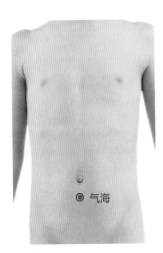

◎ 气海

【穴位解析】气海穴居于脐下，为先天元气之海，是防病强身的要穴之一，常用于增强小儿的免疫力、预防休克等，还能调理小儿的一身气机，改善腹胀、消化不良等胃肠病症。

【功效主治】益气助阳、消食导滞。主治脘腹胀满、大便不通、食欲不振、儿童发育不良、遗尿、脱肛、疝气等。

定位

位于下腹部，前正中线上，当脐中下1.5寸。

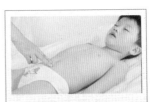

【推拿方法】合并示指、中指，以两指指腹按压在气海穴上，以顺时针方向揉按80～100次。

肚角

▶理气消滞、止泻止痛

【穴位解析】肚角穴是止腹痛的要穴，对各种原因引起的腹痛均可应用，特别是对寒痛、伤食痛效果更好。拿肚角穴的刺激较强，一般拿3~5次即可，不可拿的时间太长。

【功效主治】理气消滞、止泻止痛。主治腹痛、腹泻、便秘。对各种原因引起的腹痛皆可应用，对寒痛、伤食痛效果更好。

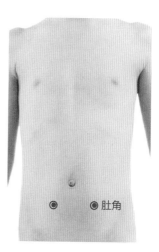

◉肚角

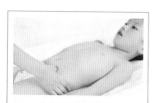

【推拿方法】将拇指指腹按压在肚角穴上，以顺时针的方向揉按80~100次。

定位

位于脐下2寸，旁开2寸的大筋处。

关元

▶培补元气、泄浊通淋

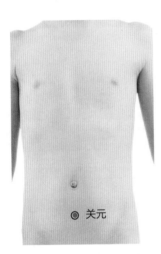

◎ 关元

位于下腹部，前正中
线上，当脐中
下3寸。

【穴位解析】关元穴居于
丹田，为元气所藏之处，
是"为男子藏精，女子蓄
血之处"，自古以来就是
养生要穴，能培补小儿阳
气，治疗元气虚损病症，
父母帮助孩子刺激本穴，
还能调节胃肠功能。

【功效主治】培补元气、
泄浊通淋。主治小儿小腹
疼痛、疝气、食欲不振、
消化不良、腹泻等。

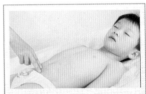

【推拿方法】合并示指、
中指，以两指指腹按压
在关元穴上，以顺时针
的方向揉按100次。

【穴位解析】小儿的消化系统尚未发育成熟，有点小毛病是在所难免的。若进食过量，容易造成孩子吸收不良，出现消瘦。父母适当替孩子摩动腹部，能增强消化系统功能。

【功效主治】健脾和胃、理气消食。主治便秘、腹胀、厌食、泻痢不禁、消化不良、腹痛、腹泻、疳积、恶心、呕吐等。

腹

▶健脾和胃、理气消食

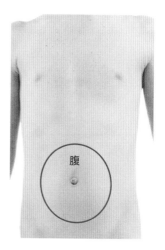

腹

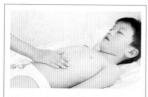

【推拿方法】用双手掌按压在孩子腹部，向腰侧分推50～100次，力度适中，不可过重。

定位

位于腹部。

肩井

▶改善肩部肌肉僵硬

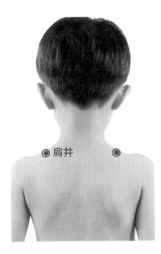

◉肩井

【穴位解析】睡眠姿势不对或是长时间玩电脑，加之缺乏运动，孩子肩膀及颈项不时会酸胀疼痛，父母帮助孩子刺激本穴能改善肩颈血液循环，放松僵硬的肌肉。

【功效主治】发汗解表。主治小儿感冒、惊厥、上肢抬举不利、颈项强痛、肩背痹痛、脚气等。

定位

位于肩上，前直乳中，当大椎与肩峰端连线的中点上。

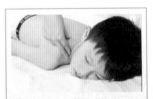

【推拿方法】拇指与示指、中指相对成钳形，用力拿捏肩井穴100~200次。

大椎

▶清热解表、祛风止咳

【穴位解析】大椎穴是督脉与十二正经中所有阳经的交会点，总督一身之阳，故本穴可驱邪外出而主治全身热病及外感之邪。适当刺激大椎穴，就可以赶走病邪，恢复体力，让孩子精神抖擞。

【功效主治】清热解表、祛风止咳。主治咳嗽、感冒、气喘、落枕、小儿麻痹后遗症等。

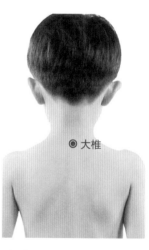

◉ 大椎

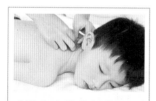

【推拿方法】拇指和示指、中指相对，挟提大椎穴，重复操作100次，力度由轻至重。

定位

位于后正中线上，第七颈椎棘突下凹陷中。

风门

▶解表通络、止咳平喘

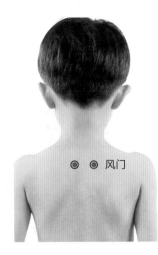

◎ ◎ 风门

【穴位解析】风门穴是临床驱风最常用的穴位之一，主治感冒、咳嗽等表证。刺激风门穴可益气固表，提高孩子抗御风寒的能力，又可宣肺疏风，一鼓作气驱邪外出。

【功效主治】解表通络、止咳平喘。主治伤风、咳嗽、发热、头痛、项强、胸背痛等。

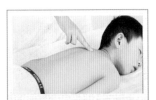

位于背部，第二胸椎棘突下，旁开1.5寸。

【推拿方法】合并示指、中指，用两指指腹按压在风门穴上，以顺时针方向揉按20～30次。

【穴位解析】小儿肌性斜颈主要表现为颈肩部僵硬、发紧，父母刺激孩子的天宗穴，会产生强烈的酸胀感，可以放松整个颈项、肩部的肌肉，疼痛感明显减轻，或使肩颈部活动自如。

天宗

▶生发阳气、预防近视

【功效主治】生发阳气、预防近视。主治近视、大性瘫痪、小儿麻痹后遗症、小儿肌性斜颈等。

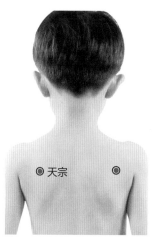

◉ 天宗

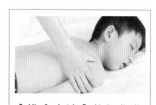

【推拿方法】将拇指指腹点按在天宗穴，揉按50～100圈。力度由轻至重。

定位

位于肩胛骨冈下窝中央凹陷处，肩胛冈下缘与肩胛下角之间的上1/3折点处。

肺俞

▶疏风解表、宣肺止咳

【穴位解析】肺俞穴内应肺脏，是肺气转输、输注之处，是肺的保健穴。若孩子咳嗽、咳痰，父母可刺激孩子肺俞穴，能调理肺气，防治肺功能失调所引起的呼吸系统病症。

【功效主治】疏风解表、宣肺止咳。主治发热、咳嗽、流鼻涕等外感病症及痰鸣、咳喘、胸闷、胸痛等。

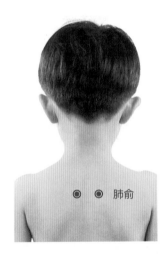

⚫ ⚫ 肺俞

定位

位于背部，当第三胸椎棘突下，旁开1.5寸。

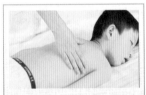

【推拿方法】用拇指指端点按肺俞穴，以顺时针方向揉按50~100次，力度适中。

心俞

▶安神益智、疏肝解郁

【穴位解析】心脏功能的强弱和血液循环的盛衰，直接影响全身的营养状况，保养心脏则以养心安神、养血益气为主。刺激孩子心俞穴能有效调节心脏功能，补充心神气血，养护心脏。

【功效主治】安神益智、疏肝解郁。主治心痛、惊悸、健忘、胸闷、遗尿、盗汗等。

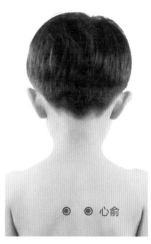

◎ ◎ 心俞

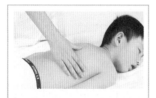

【推拿方法】用拇指指端按压在心俞穴上，回旋揉动20～30次。力度由轻至重再至轻。

定位

位于背部，当第五胸椎棘突下，旁开1.5寸。

肝俞

▶疏肝理气、通络明目

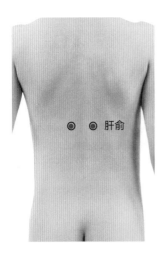

◎　◎ 肝俞

【穴位解析】肝俞穴历来被视为肝脏的保健要穴。经常刺激孩子肝俞穴，可起到调肝护肝的作用。肝胆相照，肝功能正常运行，血气充足，胆自然就健康。

【功效主治】疏肝理气、通络明目。主治黄疸、胁痛、目赤肿痛、近视、烦躁、惊风等。

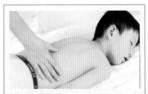

【推拿方法】用拇指指端点按肝俞穴，顺时针揉按10～30次，再逆时针揉按10～30次。

位于背部，当第九胸椎棘突下，旁开1.5寸。

脾俞

▶健脾和胃、祛湿止泻

【穴位解析】脾俞穴为脾之背俞穴，内应脾脏，为脾经经气转输之处，善利脾脏水湿。刺激孩子本穴可增强脾脏的运化功能，促进消化吸收，主治脾的病症，尤其是因消化功能减弱而致的身体衰弱。

【功效主治】健脾和胃、止吐止泻。主治呕吐、腹泻、疳积、食欲不振、四肢乏力、消化不良等。

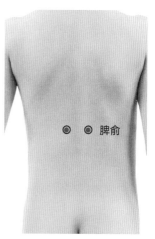

● ● 脾俞

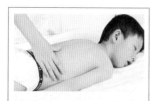

【推拿方法】用拇指指端点按脾俞穴，以顺时针的方向揉按50～100次，力度由轻至重。

定位

位于背部，当第十一胸椎棘突下，旁开1.5寸。

肾俞

▶改善肾脏血液循环

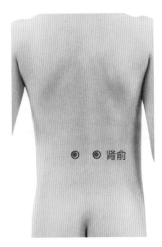

◎ ◎ 肾俞

【穴位解析】肾俞穴为肾之背俞穴，能培补肾元。若孩子体质虚弱，发育迟缓，刺激孩子肾俞穴，能促进肾脏的血流量，改善肾脏的血液循环，达到强身健体的目的。

【功效主治】益肾助阳、聪耳止喘。主治腹泻、腹痛、便秘、遗尿、佝偻病、耳鸣、耳聋、哮喘、下肢痿软无力等。

定位

位于腰部，当第二腰椎棘突下，旁开1.5寸。

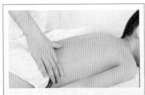

【推拿方法】将拇指指端点按肾俞穴，以顺时针方向揉按10～30次，力度均匀。

命门

▶激发生命之源

【穴位解析】命门穴能藏生殖之精，整个人体的生命活动都由它激发和主持，对孩子生长发育有重要的影响。父母适当刺激孩子的命门穴，可有效缓解四肢清冷、腹泻等虚寒症状。

【功效主治】温肾壮阳、利水消肿。主治遗尿、腹泻、哮喘、水肿、头痛、耳鸣等。

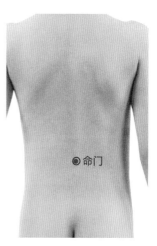

◉命门

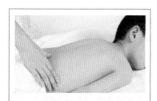

【推拿方法】将拇指指端按压在命门穴上，做顺时针方向回旋揉动50~100次。

定位

位于腰部，当后正中线上，第二腰椎棘突下凹陷中。

腰阳关

▶经络通畅阳气足

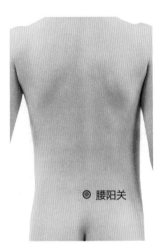

◎ 腰阳关

【穴位解析】很多小孩到了冬天经常感到背部发凉，很大一个原因就是这里的经络不通，阳气无法上行。这时候，只要父母帮忙打通了孩子腰阳关，阳气顺行而上，所有的问题自然就能迎刃而解。

【功效主治】补肾强腰、强健骨骼。主治遗尿、泄泻、哮喘、水肿、小儿麻痹、坐骨神经痛等。

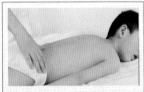

定位

位于腰部，当后正中线上，第四腰椎棘突下凹陷中。

【推拿方法】用拇指指端按压在腰阳关穴上，做顺时针方向的回旋揉动50～100次。

八髎

▶温补下元、调理肠道

【穴位解析】八髎穴是一个穴位区域，此区域的皮肉应该是很松软，能捏起来的，如果不松软，说明经络肌肤之间有粘连，孩子可能会出现遗尿、骶部疼痛等病症，父母可帮助适当刺激本穴。

【功效主治】温补下元、调理肠道。主治小便不利、遗尿、腰痛、便秘、腹泻等。

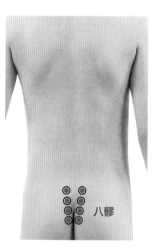

八髎

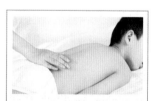

【推拿方法】用小鱼际横擦孩子的八髎穴，以皮肤微红为度，注意不要擦破皮肤。

定位

位于第1、第2、第3、第4骶后孔中，分别为上髎、次髎、中髎、下髎。

长强

▶通调督脉、和胃助运

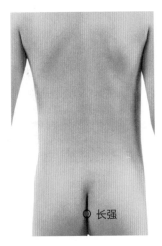

◎ 长强

【穴位解析】督脉统领人体阳气，而长强穴为督脉起始穴，又是位于尾骨端与肛门之间的一个穴位，升阳举陷之力甚强。经常刺激孩子本穴，可以强健气血，改善小儿脱肛之类的肛周病症，对脾胃虚弱的拉肚子疗效亦显著。

【功效主治】通调督脉、和胃助运。主治腹泻、便秘、惊风、遗尿、脱肛等。

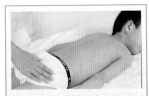

位于尾骨端下，当尾骨端与肛门连线的中点处。

【推拿方法】用拇指指端按压在龟尾（长强穴）上，做顺时针方向的回旋揉动100～300次。

七节骨

▶温阳止泻、泄热通便

【穴位解析】小儿脏腑娇嫩，稍不注意就会出现胃肠道功能紊乱，以夏秋季节发病率最高，此时，父母适当刺激孩子的七节骨，能纠正胃肠失调功能，促进孩子消化，缓解消化系统病症。

【功效主治】温阳止泻、泄热通便。主治虚寒腹痛、腹泻、肠热便秘、痢疾等。

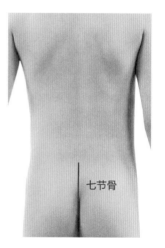

七节骨

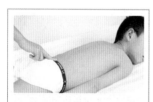

【推拿方法】合并示指、中指，用两指指腹按压七节骨穴，来回推七节骨100～300次。

定位

　　位于第四腰椎至尾椎骨端，成一直线。

曲池

▶解表退热、宣肺止咳

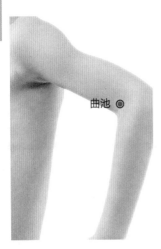

曲池 ◉

【穴位解析】曲池穴有降温、退热、提神的作用。孩子体温过高会出现头痛、呕吐等症状，严重时会发生惊风、抽搐。刺激孩子曲池穴可扑灭火气，安定心神。

【功效主治】解表退热、宣肺止咳。主治风热感冒、咽喉肿痛、抽搐、咳喘等。

定位

肘横纹外侧端，屈肘，当尺泽与肱骨外上髁连线中点。

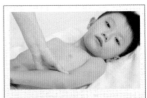

【推拿方法】将拇指指腹按压在曲池穴上，以顺时针方向揉按100下。对侧以同样的手法操作。

三关

▶温阳散寒、发汗解表

【穴位解析】冬季气候寒冷，孩子受寒感冒了，作为家长不要第一反应就是给孩子吃药，不如先给孩子推三关，激发孩子自身的抗病能力。

【功效主治】温阳散寒、发汗解表。主治发热、恶寒、无汗和气血虚弱、病后体虚、阳虚肢冷、疹出不透、风寒感冒等。

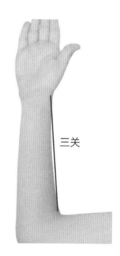

三关

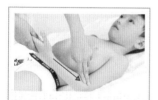

【推拿方法】合并示指、中指，用指腹从手腕推向肘部或从肘部推向腕部，推100~300次。

定位

位于前臂桡侧阳池至曲池，成一直线。

六腑

▶清热解毒、消肿止痛

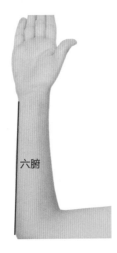

六腑

定位

位于前臂尺侧，阴池至肘，成一直线。

【穴位解析】六腑穴与手太阳小肠经循行路线重叠，因为心与小肠相表里，心属火，而手太阳小肠经位于手的阳面，属于阳中之阳，所以泻小肠经火就可以达到泻六腑火的目的。

【功效主治】清热解毒、消肿止痛。主治发热多汗、惊风、口疮、面肿、咽痛、便秘、腮腺炎等。

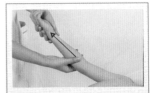

【推拿方法】用拇指指腹自肘推向腕，推100～300次。力度由轻至重。

天河水

▶清热解表、泻火除烦

【穴位解析】一切无汗的发热及表证，都可以用清天河水来治疗。因为风寒感冒是一种表证，需要发汗，所以若孩子受风寒之邪侵袭而感冒，苦于无法发汗的时候，父母可适当按摩孩子天河水。

【功效主治】清热解表、泻火除烦。主治外感发热、口燥咽干、夜啼、感冒、头痛等。

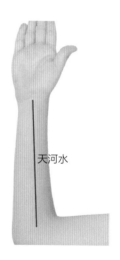

天河水

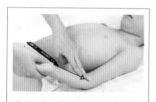

【推拿方法】用示指、中指指腹从孩子的手腕推向手肘，称为清天水河，推100～500次。

定位

位于前臂正中，自腕至肘，成一直线。

膊阳池

▶ 解表利尿、调理肠道

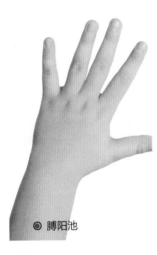

◉ 膊阳池

【穴位解析】刺激膊阳池穴能宣通三焦气机，通调水道，使三焦腑气得通。肠腑自调，则便秘得愈，一身轻松如燕。本穴还是治疗头痛及鼻塞的特效穴，配伍一窝风穴治疗风寒感冒初起的流清涕、鼻塞、头痛。

【功效主治】解表利尿、调理肠道。主治感冒、头痛、大便秘结、小便赤涩等。

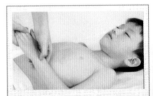

定位

位于前臂背侧，当阳池与肘尖的连线上，腕背横纹上3寸。

【推拿方法】用拇指指甲重掐膊阳池3~5下；用拇指指端以顺时针的方向揉按此穴50~100下。

外关

▶补阳益气、消肿止痛

【穴位解析】火热之邪易上炎头面，经常刺激孩子外关穴，对各种热病有良好的治疗效果，例如小儿眼红、目肿、牙痛等。因外关穴位于上肢，根据穴位的近治作用，对各类上肢运动系统疾病亦有较好的疗效。

【功效主治】补阳益气、消肿止痛。主治手指疼痛、头痛、目赤肿痛、耳鸣、耳聋、热病等。

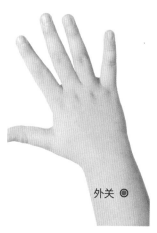

外关 ◎

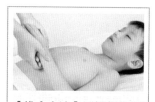

【推拿方法】用拇指指端以顺时针的方向揉按外关穴100～500下，力度稍重。

定位

位于前臂背侧，当阳池与肘尖的连线上，腕背横纹上2寸。

内关

▶宁心安神、理气镇痛

【穴位解析】内关穴为心包经之络穴，亦为八脉交会穴。内关穴对胸部、心脏部位以及胃部的止痛效果比较明显，紧急情况下，同时按压人中、内关两穴，效果更好，可缓解小儿胸痛、呕吐等不适。

【功效主治】宁心安神、理气镇痛。主治心痛、心悸、胸闷、胃痛、呕吐、上肢痹痛等。

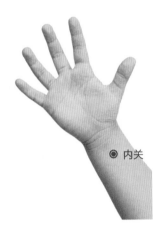

● 内关

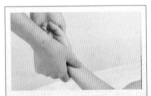

定位

位于前臂掌侧，腕横纹上2寸，掌长肌腱与桡侧腕屈肌腱之间。

【推拿方法】用拇指指端以顺时针方向揉按内关穴100~500次，力度稍重，有酸胀感为宜。

【穴位解析】肺是身体最薄弱的器官，稍微照顾不周就会出问题，导致咳嗽、咳痰、气喘、胸闷等不适。家长一定要记得多给孩子清清肺经，增强孩子肺部的功能，同时增强抵御外邪的能力。

肺经

▶宣肺理气、清热止咳

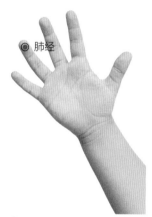

◎ 肺经

【功效主治】宣肺理气、清热止咳。主治咳嗽气喘、虚寒怕冷、感冒发热、痰鸣、脱肛等。

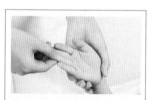

【推拿方法】用拇指指腹顺时针旋转推动孩子的无名指末节罗纹面，推100～500次。

定位

位于无名指末节的罗纹面。

脾经

▶健脾养胃、消积导滞

【穴位解析】补脾经主要是起到了加强脾的运化功能的作用，通过脾的转运能力的提升，来把孩子代谢的垃圾产物更多的排泄掉，同时把水分更合理的分布，帮助孩子消化，也让摄取的营养更多的被利用。

【功效主治】健脾养胃、消积导滞。主治食欲缺乏、消化不良、疳积、腹泻、咳嗽、消瘦等。

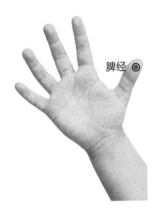

脾经 ◉

定位

位于拇指桡侧缘或拇指末节罗纹面。

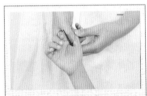

【推拿方法】将拇指屈曲，循拇指桡侧缘由指尖向指根方向直推，推100～500次。

【穴位解析】父母常帮孩子清心经，能清热退心火，且本穴多用清法，少用补法，恐加盛心火，使原有热象加重。当出现心气虚损的情况，亦可结合使用补法。

心经

▶养心安神、清热除烦

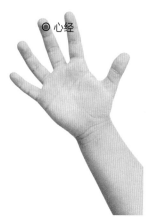

◎ 心经

【功效主治】养心安神、清热除烦。主治身热无汗、高热神昏、口舌生疮、小便赤涩、惊烦不宁、夜啼、失眠等。

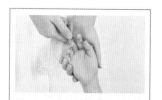

【推拿方法】用拇指指腹顺时针旋转推动孩子的中指罗纹面，推100～500下。

定位

位于中指末节罗纹面。

肝经

▶息风镇惊、养心安神

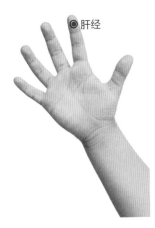

●肝经

【穴位解析】中医认为，肝脏主要有主疏泄和主藏血两大功能，父母常推小儿肝经能加快孩子血液及津液的输布，同时促进脾胃运化、胆汁分泌及调畅情志。

【功效主治】息风镇惊、养心安神。主治小儿惊风、抽搐、烦躁不安、夜啼、癫痫、发热、口苦、咽干、目赤等。

定位

位于示指末节罗纹面。

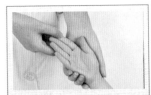

【推拿方法】用拇指指腹顺时针旋转推动孩子的示指罗纹面，推100～500次。

【穴位解析】一旦孩子出现腹泻，就可以试试补大肠经，从示指推到虎口，往往可手到病除。"清大肠经"与"补大肠经"相反，从虎口推到示指侧线，效果同吃大黄、枳实，有清热通便之效，可治疗便秘。

【功效主治】清利肠腑、消食导滞。主治虚寒腹泻、脱肛、大便秘结等。

大肠经

▶清利肠腑、消食导滞

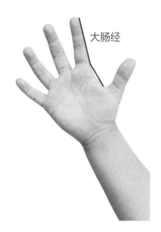

大肠经

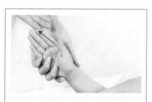

【推拿方法】用拇指指腹从虎口直线推向示指指尖称为清大肠，推100～500下。

定位

位于示指桡侧缘，自示指尖至虎口，成一直线。

肾经

▶补肾益脑治遗尿

【穴位解析】清肾经穴时间过长，有的孩子会出现遗尿；而补肾经时间过长，有的孩子会出现半夜睡觉烦躁甚至发热。所以，父母应根据小儿体质选用合适的手法。

【功效主治】补肾益脑。主治先天不足、久病虚弱、肾虚腹泻、尿多、小便黄短、遗尿等。

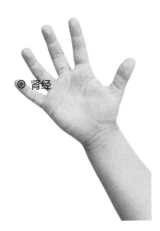

◎ 肾经

定位

位于小指末节罗纹面。

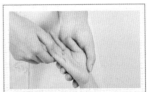

【推拿方法】用拇指指腹以顺时针方向旋转推动孩子小指罗纹面，推100～500下。

【穴位解析】清胃经属凉性，有清胃热、止呕吐的功效，且偏重于清利湿热、去胃火、降逆止呕，所以牙龈肿痛、口臭、急性扁桃体炎、实热便秘或伤食呕吐等，用清胃经效果比较好；反之若孩子胃功能较弱导致消化不良，可以用补胃经。

【功效主治】和胃降逆、泻胃火。主治呕吐、嗳气、消化不良、食欲不振等。

胃经

▶和胃降逆泻胃火

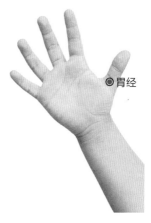

◎胃经

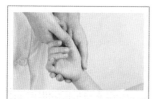

【推拿方法】用拇指指腹顺时针旋转推动孩子近掌端第一节，推100~500次。

定位

位于拇指掌侧第一节。

小肠经

▶温补下焦治遗尿

【穴位解析】小儿下元虚寒，容易产生遗尿，如果孩子已经满3周岁，仍然时常尿床，则可以判定为"遗尿症"，需要接受治疗，否则将会影响孩子身心健康。父母帮孩子适当刺激小肠经，可以温补下元，改善遗尿。

【功效主治】温补下焦、清热利尿。主治小便短赤不利、尿闭、遗尿、发热等。

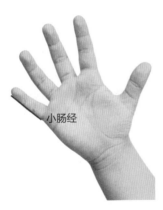

小肠经

定位

位于小指尺侧缘，自指尖至指根，成一直线。

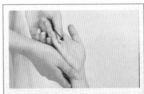

【推拿方法】用拇指指腹从孩子指尖推向指根，推100～300下。另一侧用相同手法操作。

总筋

▶散结止痉、清热利尿

【穴位解析】患有鹅口疮的宝宝因喝奶时会有刺痛感，因此经常哭闹不安或不愿意吃奶，有时可引起发热、呼吸困难或腹泻。父母长按孩子总筋穴能缓解鹅口疮，清热明目。

【功效主治】散结止痉、清热利尿。主治口舌生疮、潮热、夜啼、惊风、抽搐、小便赤涩、牙痛、发热烦躁等。

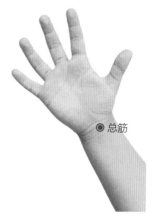

◉ 总筋

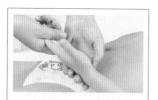

【推拿方法】用拇指指端以顺时针的方向揉按总筋穴50～100下，另一侧用相同手法操作。

定位

位于掌后腕横纹中点，正对中指处。

一窝风

▶温中行气止痹痛

【穴位解析】孩子消化功能较成人较弱，饮食稍不注意就会出现腹痛，一窝风穴为止腹痛的要穴，可与拿肚角、摩腹合用。治疗神志方面疾病时，多作为配穴使用，可与掐十宣、掐老龙、揉百会等合用。

【功效主治】温中行气、疏风解表。主治由于受寒、食积等引起的腹痛、伤风感冒、小儿惊风、昏厥等。

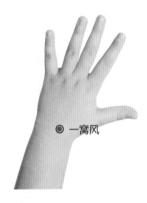

◎ 一窝风

定位

位于手背、腕横纹正中凹陷处。

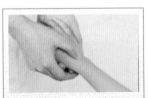

【推拿方法】用拇指指端以顺时针方向揉按一窝风穴100～300下。另一侧用相同手法揉按。

大横纹

▶行滞消食治腹胀

【穴位解析】大横纹的操作方法包括分阴阳、合阴阳。分阴阳能平衡阴阳、调和气血、和滞消食，多用于阴阳不调、气血不和；合阴阳能化痰散结，多用于痰结喘咳、胸闷等症，若合并清天河水可增强疗效。

【功效主治】行滞消食、养心安神。主治烦躁不安、腹泻、呕吐、食积等。

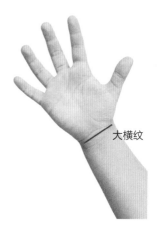

大横纹

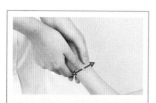

【推拿方法】用双手拇指指腹从大横纹中点由总筋向两旁推30～50下。另一侧用相同手法操作。

定位

仰掌，位于腕掌侧横纹。近拇指端称为阳池，近小指端称为阴池。

小横纹

▶清热散结治口疮

【穴位解析】孩子肚子不舒服或上火可能导致孩子夜寐不安、啼哭不止、烦躁不安，父母帮助孩子推推小横纹，能增强消化系统功能，化除肠胃的积滞，安定心神，孩子消化好、不上火，自然睡得香。

【功效主治】清热散结、消食化积。主治烦躁、口疮、唇裂、腹胀等。

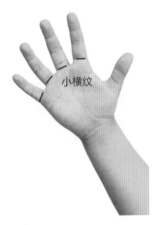

小横纹

定位

位于掌面上示指、中指、无名指、小指掌关节横纹处。

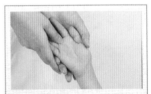

【推拿方法】用拇指指腹侧推小横纹，推50~100次。另一侧用相同手法操作。

四横纹

▶退热除烦散瘀结

【穴位解析】四横纹和掌小横纹在咳喘治疗中都是常用穴位，但四横纹侧重于治疗干咳少痰性的咳喘，比如虽然有痰，但很少且很难咳出，那就要通过增加行气的力量助痰咳出来，这种时候就要用到四横纹。

【功效主治】退热除烦、散结消食。小儿疳积、消化不良、腹胀、咳喘、惊风、发热等。

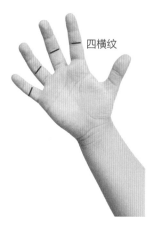

四横纹

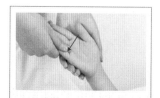

【推拿方法】用拇指从示指横纹推向小指横纹，操作30～50次。另一侧用相同手法操作。

定位

位于掌面，示指、中指、无名指、小指第一指间关节的4条横纹。

掌小横纹

▶宽胸宣肺、化痰止咳

【穴位解析】掌小横纹对于一切痰壅咳喘皆有良效，还是治疗口疮的必用穴位，如患儿因口疮疼痛不能吮乳和吃东西时，先揉小天心5分钟，再揉本穴5分钟可散结化热，对于止口疮痛有一定的疗效。

【功效主治】宽胸宣肺、化痰止咳。主治痰热喘咳、口舌生疮、顿咳流涎等。

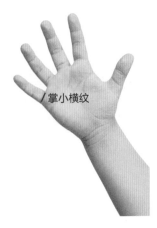

/掌小横纹

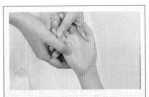

位于掌面小指根下，尺侧掌纹头。

【推拿方法】用拇指指腹顺时针揉按掌小横纹50～100次，用相同手法揉按另一手掌小横纹。

【穴位解析】劳宫穴位于掌指或跖趾关节之前，对热病具有较好的预防和治疗效果。当小儿精神状况低下、烦躁不安时，父母帮助刺激内劳宫穴能够振奋孩子精神情绪，安定心神。

【功效主治】清热除烦、疏风解表。主治口舌生疮、发热、烦躁、受惊、感冒、抽搐、齿龈糜烂、多梦、盗汗等。

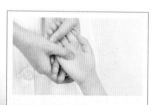

【推拿方法】用拇指指腹按压在内劳宫上，以顺时针的方向揉按100~300次。

内劳宫
▶清热除烦定心神

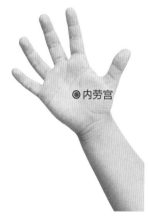

◉内劳宫

定位

位于手掌心，当第二、第三掌骨之间，握拳屈指时中指尖处。

外劳宫

▶温阳散寒治感冒

【穴位解析】外劳宫有温阳散寒的功效，侧重于温脾化湿。如果是误食冷饮或风寒入里导致的小儿腹痛、腹泻或者遇到高热时上身暖、下肢冷的情况，父母适当刺激本穴，能很好的缓解孩子不适。

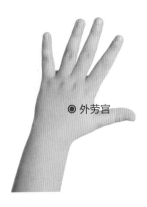

◎ 外劳宫

【功效主治】温阳散寒、健脾养胃。主治外感风寒、腹胀、腹泻、肠鸣、脱肛、遗尿等。

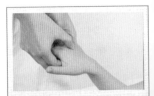

定位

位于手背侧，第二、第三掌骨之间，掌指关节后0.5寸。

【推拿方法】用拇指指端按压在外劳宫上，以顺时针的方向揉按100～300下。

小天心

▶镇惊安神止抽搐

【穴位解析】小天心穴是所有经络出入的总大门，位于手掌根部的中心，大小鱼际中间。这个穴位主要用于调节心肾，中医认为该穴具有畅通经络、通窍散结、安神镇惊、清热利尿明目等作用。

【功效主治】镇惊安神、消肿止痛。主治目赤肿痛、口舌生疮、惊风抽搐、夜啼、发热等。

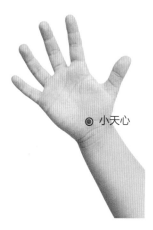

◉ 小天心

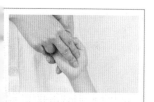

【推拿方法】用示指、中指指端揉按小天心100～300次；用拇指指甲掐按此穴3～5次。

定位

位于大小鱼际交界处凹陷中，内劳宫之下，总筋之上。

外八卦

▶宽胸理气、通滞散结

【穴位解析】顺运外八卦，气是上升的，偏温性，侧重于宽胸理气，行滞消食，可提升中气，所以对小儿腹泻、脱肛这种中气下陷的病症效果就特别好，不宜用于便秘和呕吐。

【功效主治】宽胸理气、通滞散结。主治胸闷、腹胀、脱肛、咳喘等。

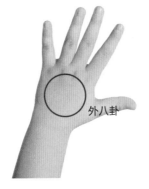

外八卦

定位

位于手背外劳宫周围，与内八卦相对处。

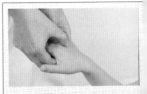

【推拿方法】用拇指指尖做顺时针方向掐运50～100次，用相同手法操作另一手。

【穴位解析】内八卦是小儿推拿穴位中的一个神奇的穴位，这个穴位对呼吸系统和消化系统这两大系统的疾病都很有效。而宝宝大都是这两大系统的疾病。所以对于家长来说，熟练使用这个穴位很重要。

【功效主治】宽胸利膈、降气平喘。主治咳嗽、痰喘、呃逆、呕吐、泄泻、食欲不振等。

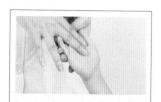

【推拿方法】用示指、中指两指指腹按压在掌心上，以顺时针的方向运揉100~500次。

内八卦

▶宽胸利膈、降气平喘

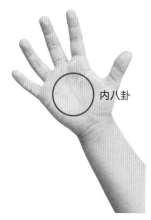

内八卦

定位

位于手掌面，以掌心至中指根横纹的2/3处为半径所作的圆周。

板门

▶健脾和胃治腹胀

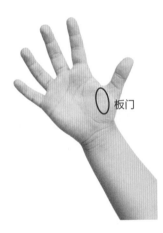

○ 板门

【穴位解析】板门穴属凉性，有清胃热、止呕吐的功效，清板门偏重于治疗胃阴虚、上吐下泻、腹痛和消化不良这些症状。可与清胃经配合使用，特别是腹痛和伤食呕吐，清胃经和揉板门几乎都是必用的。

【功效主治】健脾和胃、消食化积。主治食积、腹胀、呕吐、泄泻、食欲不振、气喘、嗳气等。

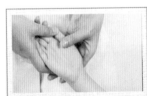

【推拿方法】用拇指指端揉按大鱼际，以顺时针方向揉100～300下，另一侧用相同手法操作。

定位

位于手掌大鱼际表面（双手拇指近侧，在手掌肌肉隆起处）。

少商

▶宣肺解郁、清热止呕

【穴位解析】少商穴善清肺泻火，驱邪外出，治疗外感风热郁遏肺经之咳喘，郁遏鼻、咽之咽喉肿痛、鼻出血。

【功效主治】宣肺解郁、清热止呕。主治呼吸系统疾病，如咳嗽、气喘，及喉肿、喉痛、心慌、心烦不安、口渴引饮、掌热、口疮、呕吐、胸闷等。

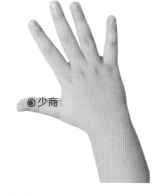

◉少商

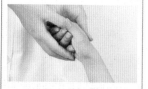

【推拿方法】用拇指指甲掐按少商穴，掐3~5次。用相同手法操作另一手。

定位

位于手拇指末节桡侧，距指甲角0.1寸。

二马

▶顺气散结、利水通淋

【穴位解析】用拇指指腹从小指与无名指的掌骨小头之间的位置缓慢向心方向推，推不动的地方就是二马穴。二马穴是个很神奇的穴位，能大补元气、双向调节，肾阴、肾阳双补。

【功效主治】顺气散结、利水通淋。主治牙痛、小便赤涩、小便淋漓、虚热咳喘、阴虚内热、烦躁不安等。

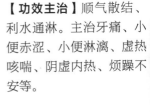

定位

位于手背，无名指及小指掌指关节后凹陷中。

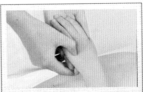

【推拿方法】用拇指指甲重掐二马穴，掐3~5下，另一侧用相同手法操作。

合谷

▶镇静止痛、通经活络

【穴位解析】合谷穴长于清泻胃经郁热，疏解面齿风邪，通调头面经络，是治疗热病及头面五官各种疾病之要穴。具有和胃降气，调中止痛，通腑泻热之功，治疗各种胃肠道疾病。

【功效主治】镇静止痛、通经活络。主治外感头痛、头晕、耳鸣、耳聋、鼻炎、扁桃体炎、腹痛、胃痛、牙痛等。

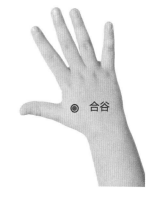

◉ 合谷

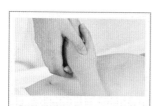

【推拿方法】用拇指指甲重掐合谷穴3~5下，用相同手法操作另一手合谷穴。

定位

位于手背，第一、第二掌骨间，当第二掌骨桡侧的中点处。

箕门

▶清热利尿治水泻

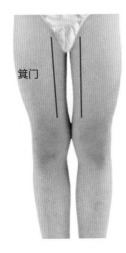

箕门

【穴位解析】如果脾脏功能弱，其运化水湿之力势必减弱，会让体内湿气过旺，出现小便不利、水肿等情况。父母帮助孩子适当刺激箕门穴，可增强脾脏的运化转输功能，调节输液代谢，有效改善以上症状。

【功效主治】清热利尿治水泻。主治小便赤涩不利、尿闭、水泻等泌尿系统疾病。

定位

位于大腿内侧，膝盖上缘至腹股沟成一直线。

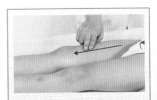

【推拿方法】合并示指、中指，用指腹从腹股沟部位推至膝盖内侧上缘，操作100～300次。

百虫窝

▶疏通经络止抽搐

【穴位解析】百虫窝穴善治各种各样的皮肤瘙痒症状，如小儿被蚊虫叮咬引起瘙痒，父母对这个穴位稍加刺激，瘙痒就会减轻。也可以通过刺激百虫窝穴来治疗荨麻疹引起的瘙痒。

【功效主治】疏通经络止抽搐。主治下肢瘫痪及痹痛、四肢抽搐、惊风、昏迷不醒等。

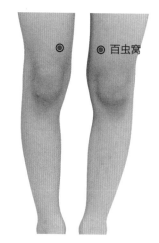

◎ 百虫窝

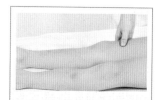

【推拿方法】用拇指指腹以顺时针方向揉按百虫窝50～100次。对侧用相同手法操作。

定位

位于膝上内侧肌肉丰厚处。

阴陵泉

▶健脾理气、通经活络

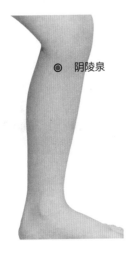

◎ 阴陵泉

【穴位解析】阴陵泉穴为脾经之合穴，善于调节脾肾的功能。脾主运化水湿，肾为水脏，主津液，它们在调节体内水液平衡方面起极为重要的作用。刺激本穴可健脾肾、利水湿。

【功效主治】健脾理气、通经活络。主治遗尿、尿潴留、尿失禁、尿路感染、腹腔积液、肠炎、痢疾、消化不良等。

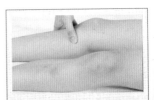

定位

位于小腿内侧，当胫骨内侧髁后下方凹陷处。

【推拿方法】用拇指指腹以顺时针方向揉按30~50次，力度由轻渐渐加重，再由重渐渐减轻。

【**穴位解析**】阳陵泉穴为八会穴之筋会，是筋气聚会之处。刺激该穴可疏肝利胆、健运脾胃，还能舒筋活络，能够治疗小儿呕吐、消化不良等，有驱除小儿蛔虫的作用，按摩本穴，增强小儿体质。

【**功效主治**】清热利湿、舒筋通络。主治口苦、呕吐、黄疸、小儿惊风、小儿舞蹈病等。

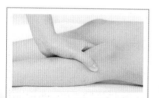

【**推拿方法**】用拇指指腹以顺时针方向揉按2~3分钟，力度由轻渐渐加重，再由重渐渐减轻。

阳陵泉

▶清热利湿、舒筋通络

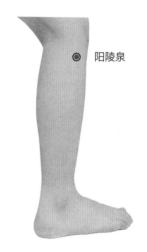

◎ 阳陵泉

定位

位于小腿外侧，当腓骨头前下方凹陷处。

委中
▶疏通经络、息风止痉

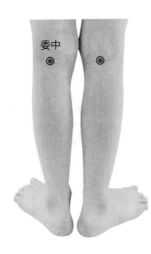

委中

【穴位解析】委中穴为膀胱经之合穴，古有"腰背委中求"之语，委中穴有舒筋通络、散瘀活血、清热解毒的作用。刺激小儿该穴可以治疗腰背疼痛，对一些下肢疾病也有缓解治疗的作用。

【功效主治】疏通经络、息风止痉。主治惊风、抽搐、腹痛、急性吐泻、小便不利、遗尿等。

定位

位于腘横纹中点，当股二头肌肌腱与半腱肌肌腱的中间。

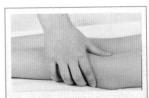

【推拿方法】用拇指指腹点按在委中穴上，以顺时针方向揉按30～50次，力度由轻至重。

足三里

▶通络导滞治腹泻

【穴位解析】足三里穴为胃经之合穴。中医有"合治内腑"之说，凡六腑之病皆可用之。足三里穴是所有穴位中最具养生保健价值的穴位之一，经常按摩小儿该穴，可以增强小儿体质，加强抵御病邪的能力。

【功效主治】通络导滞。主治呕吐、腹泻腹胀、肠鸣、下肢痿痹、便秘、痢疾、疳积、腹痛等。

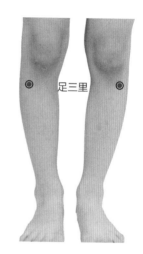

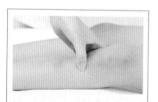

【推拿方法】用拇指指腹用力按压足三里穴一下，然后以顺时针方向揉按三下，操作50~100次。

定位

位于小腿前外侧，当犊鼻下3寸，距胫骨前缘一横指（中指）。

前承山

▶息风定惊、行气通络

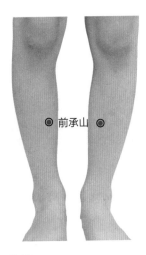

◎ 前承山 ◎

定位

位于小腿胫骨旁，与后承山相对。

【穴位解析】前承山穴善治急惊之症。若小儿出现惊风、抽搐等情况，甚至昏迷不醒，父母可适当刺激小儿下肢双侧前承山穴，可散风邪、醒神志，有效缓解症状。

【功效主治】息风定惊、行气通络。主治下肢抽搐、小儿麻痹症、肌肉萎缩、惊风、昏迷不醒等。

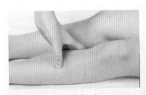

【推拿方法】用拇指指尖按在前承山穴上，持续又深入地掐压3～5下；用相同手法操作另一侧。

【穴位解析】后承山穴所在的位置相当于"筋、骨、肉"的一个交点，是最直接的受力点。小儿若出现腰背疼痛、小腿痉挛等状况，按压后承山穴能缓解上述症状。本穴对痔疮、便秘等肛门部疾病也有治疗功效。

【功效主治】通经活络止抽搐。主治惊风抽搐、下肢痿软、腿痛转筋、腹泻、便秘等。

后承山

▶通经活络止抽搐

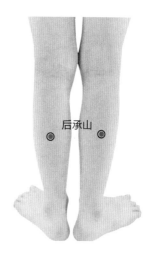

后承山

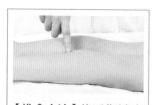

【推拿方法】将手指端嵌入后承山穴所在的软组织缝隙中，然后横向拨动该处的筋腱，操作30次。

定位

位于小腿后面正中，伸直小腿或足跟上提时腓肠肌肌腹下尖角凹陷处。

上巨虚

▶通经活络调肠胃

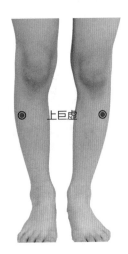

上巨虚

定位

位于小腿前外侧，当犊鼻下6寸，距胫骨前缘一横指（中指）。

【穴位解析】上巨虚穴为大肠之下合穴。中医有"合治内腑"之说，故本穴可以调和肠胃。父母最烦恼的莫过于小儿易患肠胃病症，如拉肚子、便秘等，此时可适当刺激孩子上巨虚穴，保证肠胃健康不生病。

【功效主治】通经活络调肠胃。主治阑尾炎、胃肠炎、泄泻、痢疾、疝气、便秘等。

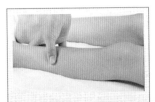

【推拿方法】用拇指指腹用力按压上巨虚穴，操作3~5分钟。用相同手法操作另一侧。

【穴位解析】丰隆穴是足阳明胃经之络穴，别走于足太阴脾经，可同时治疗脾胃二经上的疾患。小儿消化欠佳、恶心呕吐，刺激该穴能改善脾脏功能，调理身体的津液输布，使水有所化，痰无所聚，消化问题迎刃而解。

【功效主治】化痰平喘和胃气。主治头痛、眩晕、癫狂、痰多咳嗽、下肢痿痹、腹胀、便秘等。

丰隆

▶化痰平喘和胃气

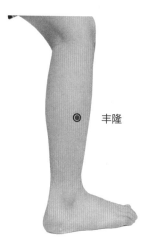

丰隆

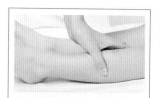

【推拿方法】用拇指指腹按压在丰隆穴上，先以顺时针方向，再以逆时针方向揉按30～50次。

定位

位于小腿前外侧，当外踝尖上8寸，条口外，距胫骨前缘二横指。

三阴交

▶通经活络、调和气血

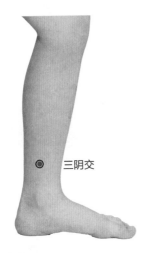

三阴交

定位

位于小腿内侧，当足内踝尖上3寸，胫骨内侧缘的后方。

【穴位解析】三阴交穴为十总穴之一，平时常按小儿该穴，可以治疗全身多种不适与病症，尤其对下焦病症有很好的效果，改善遗尿，还能有效调和小儿气血，增强孩子活力，亦有安神之效，可帮助睡眠。

【功效主治】通经活络、调和气血。主治遗尿、睡眠不安、下肢痿软、贫血乏力等。

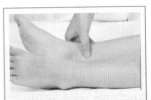

【推拿方法】用拇指指腹按压在三阴交穴上，先以顺时针方向，再以逆时针方向揉按20~30下。

昆仑

▶散热化气、通经活络

【穴位解析】昆仑穴是足太阳膀胱经的经穴。足跟是人体负重的主要部分，父母可抽空多刺激小儿昆仑穴，能够增强下肢肌肉力量，缓解足跟痛的症状。

【功效主治】散热化气、通经活络。主治头痛、小儿惊风、腰腿疼痛、下肢痉挛、足跟痛等。

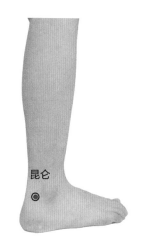

昆仑

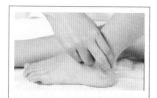

【推拿方法】合并示指、中指，以两指指腹上下揉按昆仑穴30～50次；然后用拇指指掐按昆仑穴5次。

定位

位于足部外踝后方，当外踝尖与跟腱之间的凹陷处。

解溪

▶补气益血、强筋健骨

【穴位解析】解溪穴为胃经之经穴，是胃经的母穴，"虚则补其母"，刺激小儿解溪穴有健运脾胃、补益气血、强健经筋的作用，能改善小儿消化系统功能，增强体质，还可以放松身心，改善脑供血不足。

【功效主治】清胃化痰、镇惊安神。主治头痛、眩晕、癫狂、腹胀、便秘、腹泻等。

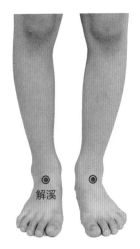

解溪

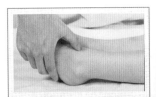

定位

位于足背与小腿交界处的横纹中央凹陷中。

【推拿方法】将拇指指甲放于解溪穴上，重掐穴位3～5次。用相同手法操作另一边解溪穴。

【穴位解析】仆参穴属膀胱经，在昆仑直下凹陷处，压时有强痛感，并且是牙床肿痛侧有压痛感。孩子牙床肿痛难忍，特别是进食时，多喝水"火"依旧下不去，这时父母帮助刺激孩子仆参穴，可有效缓解症状。

【功效主治】舒筋活络、安神定志。主治腰腿疼痛、脚踝疼痛、昏厥、小儿惊风等。

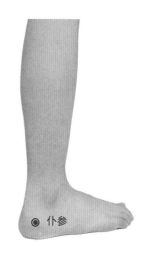

仆参
▶舒筋活络、安神定志

◉ 仆参

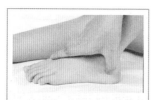

【推拿方法】用拇指指甲放于仆参穴上，重掐3~5次。用相同手法操作另一边仆参穴。

定位

位于足外侧，外踝后下方，昆仑直下，跟骨外侧赤白肉际处。

涌泉

▶散热生气治失眠

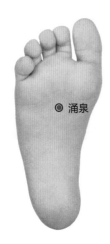

◎ 涌泉

【穴位解析】涌泉穴是足少阴肾经的常用腧穴之一，为肾经之井穴，急救穴之一，是肾经经气所出之处，故名。此穴是人体重要穴位，刺激该穴能散热生气，使人精力充沛，对各类亚健康症状的缓解有很大帮助，让孩子越来越健康。

【功效主治】散热生气、聪耳明目。主治发热、呕吐、腹泻、失眠、便秘等。

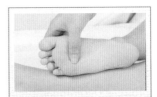

定位

位于足底，蜷足时足前部凹陷处。

【推拿方法】用拇指指腹以顺时针的方向揉按100～300次，对侧以同样的方法操作。

爱的抚触，
小儿更健康

PART 4

小儿免疫力较弱，一不注意就容易着凉生病，感冒、发热、咳嗽、消化不良等小儿常见病，除了吃药、打针能治疗病痛，父母的抚触也有一定的疗效。为小儿捏一捏、按一按，加上对症食疗，不仅能减轻病痛，还有助于调理宝宝全身的气血经络，恢复生机活力。

小儿感冒
速效治疗不吃苦药

　　小儿感冒即为小儿上呼吸道急性感染，简称上感。大部分患儿感冒是以病毒入侵为主，此外也可能是支原体或细菌感染。营养不良、体质虚弱的小儿易患本症，且病愈后无免疫力，故可多次反复发病。

【病因】本病主要由于上呼吸道的病毒或细菌感染所致。小儿鼻腔短小，没有鼻毛，黏膜血管丰富，气候骤变时鼻咽部血管收缩，局部血液循环障碍，抵抗力下降，病毒细菌得以繁殖而发病。

【症状】本病表现有发热、怕冷、鼻塞、流涕、打喷嚏、咳嗽等症状。一般起病急，多为散发。婴幼儿全身症状较重，除有上呼吸道炎症外，可有高热、惊厥、呕吐、腹泻等症状。病毒引起者，一般鼻部比咽部症状明显，可伴有充血，白细胞降低等；细菌感染者，咽部充血疼痛明显，可有渗出物，血常规白细胞增高。

【治则】清热解表。

按摩疗法

1 推摩▸ 天门

用双手拇指交替推摩天门1～2分钟，以有酸胀感为宜。

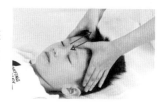

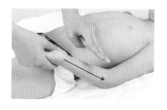

2 点揉▸ 太阳

用拇指指腹点揉太阳穴、迎香穴各1～2分钟，有酸胀感为宜。

3 推摩▸ 天河水

将示指和中指并拢，用指腹推摩天河水1～2分钟。

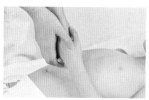

4 点按▸ 合谷

用拇指指腹点按一窝风穴、合谷穴各30～50次，有酸胀感为宜。

临证加减 **风寒偏重者**

1 拿捏▸风池

拇指与示指、中指相对着力，反复捏拿风池穴10~20次。

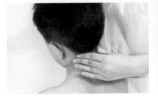

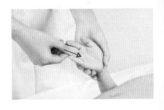

2 揉▸二扇门

用拇指指腹反复按揉二扇门穴100~300次，有酸胀感为度。

临证加减 **风热偏重者**

清▸肺经

用拇指指腹从无名指末节螺纹面推向指根，反复直推100次。

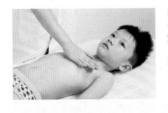

临证加减 **咳嗽痰多者**

掌揉▸膻中

搓热手掌，用掌心按揉膻中穴100次。

膳食调养 | 蜜姜感冒饮

原料:

姜汁30毫升，蜂蜜少许。

做法:

❶ 取一个干净的瓷杯。

❷ 倒入备好的姜汁。

❸ 倒入适量温开水，静置一会儿。

❹ 加入少许蜂蜜，拌匀即成。

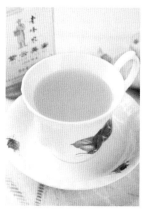

专家点拨

感冒期间要注意卧床休息，居室要保证空气新鲜、湿润，防止发生干燥空气刺激到鼻咽部而引起咳嗽。

生病期间，要吃清淡、易消化的半流食，如稀粥、面条汤、蛋汤等，不能吃油腻食物，要多喝水，多吃新鲜蔬菜和水果。

感冒和流感发病过程中，特别容易继发细菌感染而合并发生其他疾病，如肺炎、中耳炎等，如果发生异常要及时找医生诊治。

小儿咳嗽
止痰化咳见效快

　　小儿咳嗽是小儿常见的呼吸系统疾病之一。因为小儿呼吸道血管丰富，气管和支气管的黏膜娇嫩，受到外界刺激的时候较容易引起炎症。冬春季节是小儿咳嗽的高发期，中医认为，因外感六淫之邪多从肺脏侵袭人体，故多致肺失宣肃，肺气上逆则发为咳嗽。根据患儿病程可分为急性、亚急性和慢性咳嗽。

【病因】当呼吸道有异物或受到过敏性因素的刺激时，即会引起咳嗽。此外上呼吸道感染如感冒、支气管炎、咽喉炎、过敏性咳嗽是常见的原因。

【症状】上呼吸道感染引发咳嗽的症状：多为刺激性咳嗽，好似咽喉瘙痒，无痰；不分白天黑夜，不伴随气喘或急促地呼吸。支气管炎引发咳嗽的症状：有痰、有时剧烈咳嗽，一般在夜间咳嗽次数较多并发出咳喘声。

【治则】疏散外邪，宣通肺气。

按摩疗法

1 **按揉▸ 风池**

用拇指指腹按揉风池穴1~2分钟，以有酸胀感为宜。

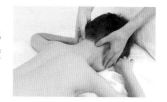

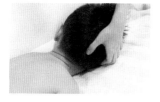

2 **按揉▸ 风府**

用拇指指腹按揉风府穴1~2分钟，以有酸胀感为宜。

3 **按揉▸ 缺盆**

用拇指指腹按揉缺盆穴1~2分钟，以有酸胀感为宜。

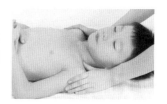

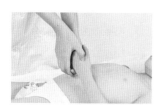

4 **掐按▸ 合谷**

用拇指掐按合谷穴1~2分钟，以穴位有酸胀感为宜。

临证加减 ⟩ 外感风寒者

1 按揉 ▸ 肺俞

用拇指指腹按揉肺俞穴5分钟，以有酸胀感为宜。

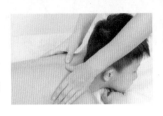

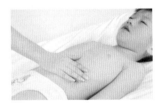

2 按揉 ▸ 脾俞

用拇指指腹按揉脾俞穴5分钟，以有酸胀感为宜。

临证加减 ⟩ 内伤咳嗽者

1 摩 ▸ 神阙

将手掌覆盖在神阙穴上，用掌心摩动，以有温热感为宜。

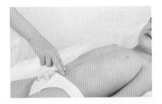

2 按揉 ▸ 关元

用示指、中指指腹按揉关元穴3~5分钟，以有酸胀感为宜。

膳食
调养 **川贝梨煮猪肺**

原料:

雪梨100克，猪肺120克，川贝粉20克，姜片少许，冰糖30克。

做法:

❶ 锅中注入清水，放入猪肺，用中火煮2分钟，余去血水，撇去浮沫。

❷ 捞出猪肺，过冷水，洗净。沥干水后装盘，待用。砂锅中注入适量高汤烧开，放入雪梨，倒入猪肺，加入川贝粉、姜片。

❸ 盖上盖，烧开后转中火煮约1小时至熟。揭盖，加适量冰糖，拌煮。

❹ 关火后盛出汤料即可。

专家点拨

　　小儿咳嗽期间饮食要清淡，但应富有营养并易消化和吸收为宜。食欲不振，可做些菜粥、片汤、面汤之类的易消化食物，另外，充足的水分可帮助稀释痰液，便于咳出，最好是白开水。

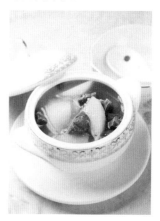

小儿发热
清热退热有妙招

　　小儿发热是儿童许多疾病的一个共同病症。只要小儿体温超过正常的体温37.3℃即为发热。临床一般伴有面赤唇红、烦躁不安、大便干燥。小儿正常体温是36℃～37.3℃，低度发热体温介于37.3℃～38℃之间，中度发热体温为38.1℃～39℃，高度发热体温为39.1℃～40℃，超高热则为41℃，若体温高、发热持续时间过长，应及早就医，细心护理。

【病因】小儿发热的原因大多都与感冒、肺部热邪侵犯，同时胃部积食或者长期便秘、久病伤阴导致阴虚内热有关。但更多时候，小儿发热，是由于感冒所致，这是因为孩子的抗病能力不足，很容易被风寒所侵，寒邪侵袭身体，减弱了保护身体的阳气，所以容易感冒发热。

【症状】风寒型发热的症状为：怕冷、头痛、鼻塞、流涕、舌苔薄白等；风热型发热的症状为：微微发汗、嗓子疼、口干、流黄涕等。

【治则】清热解表。

按摩疗法

1 拍打▸ 曲池

搓热掌心，手掌成中空状，有节奏地拍打曲池穴30~50次。

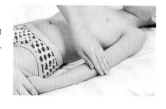

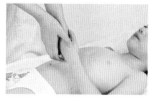

2 点揉▸ 合谷

用拇指指腹点揉合谷穴1~2分钟，有酸胀感为宜。对侧以同样的方法操作。

3 推▸ 天河水

将示指、中指并拢，用指腹自下而上推摩天河水30~50次，以皮肤发热为度。

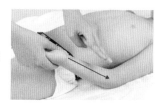

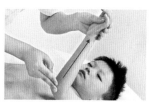

4 退▸ 六腑

将示指、中指并拢，用指腹自肘推向腕，称为退六腑或推六腑，推30~50次。

临证加减 ▶ **外感发热者**

清 ▶ **肺经**

用拇指指腹从无名指末节指腹推向指根，直推100次。

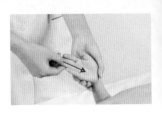

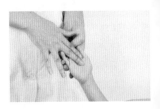

临证加减 ▶ **阴虚内热者**

推 ▶ **肾经**

用拇指指端以顺时针方向按揉小指顶端100次。

临证加减 ▶ **食积发热者**

运 ▶ **内八卦**

示指、中指两指指腹按压在掌心上，顺时针揉100次。

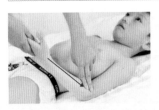

临证加减 ▶ **惊恐发热者**

推 ▶ **三关**

示指、中指并拢，用两指指腹从手腕推向肘部200次。

膳食调养｜白果杏仁银耳羹

原料：

杏仁30克，水发银耳250克，白果10粒，白糖20克。

做法：

❶ 砂锅中注水烧开，倒入切好的银耳，拌匀。

❷ 加盖，用大火煮开后转小火续煮40分钟至熟透，放入杏仁、白果，拌匀。

❸ 盖上盖，续煮20分钟至食材熟软，揭盖，倒入白糖，拌匀至白糖溶化。

❹ 关火后盛出煮好的甜汤，装碗即可。

专家点拨

小儿发热时新陈代谢增快、消耗多、进食少，身体虚弱应卧床休息。室温过高不利人体散热，会增加患儿烦躁；过低则易使小儿受寒，一般室内以20℃左右为宜，防止空气对流直吹患儿。

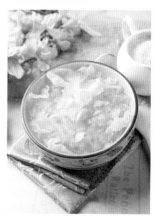

▶小儿扁桃体炎
温阳散寒止头痛

小儿扁桃体炎是小儿常见病的一种，4～6岁的小儿发病率较高。扁桃体是人体呼吸道的第一道免疫器官。但它的免疫能力只能达到一定的效果，当吸入的病原微生物数量较多或毒力较强时，就会引起相应的临床症状，发生炎症，出现红肿、疼痛、化脓、高热、畏寒，伴有头痛、咽痛等症状。

【病因】营养不良、佝偻病、消化不良、平时缺乏锻炼，以及有过敏体质的小儿，因身体防御能力减低，容易发生扁桃体炎，特别是有原发性免疫缺陷病或后天获得性免疫功能低下的患儿，抵御病原微生物的能力低下，就更容易患急性扁桃体炎。

【症状】小儿患扁桃体炎时全身的感染症状很明显，孩子表现为：高热可达39℃～40℃，同时伴有寒战，全身乏力，头痛及全身痛，食欲不振，恶心和呕吐。检查咽部时可发现扁桃体上有脓。

【治则】清热解表，消炎止痛。

按摩疗法

1 点揉▶ 内关

用拇指指腹点揉内关穴1~2分钟，以有酸胀感为宜。对侧以同样的方法操作。

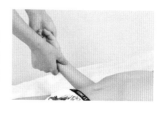

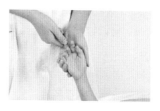

2 点揉▶ 合谷

用拇指指腹点揉合谷穴1~2分钟，以有酸胀感为宜。对侧以同样的方法操作。

3 推摩▶ 心经

用拇指指腹推摩心经1~2分钟，以有酸胀感为宜。对侧以同样的方法操作。

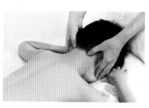

4 按揉▶ 风池

用拇指指腹按揉两侧的风池穴1~2分钟，以有酸胀感为宜。

临证加减 风热外侵者

1 退▸ 六腑

将示指、中指并拢，用指腹自肘推向腕，推30~50次。

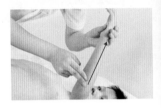

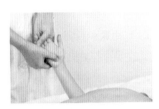

2 掐▸ 小天心

用拇指指尖掐小天心穴，称为揉小天心。

临证加减 阴虚火旺者

1 推▸ 三关

将示指、中指并拢，用两指指腹从手腕推向肘部200次。

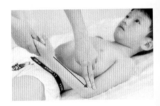

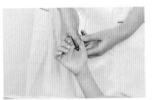

2 补▸ 脾经

用拇指指腹从患儿拇指指尖桡侧面向指根方向直推100次。

膳食调养 | # 芹菜猕猴桃梨汁

原料：

芹菜45克，猕猴桃70克，雪梨95克。

做法：

❶ 洗净的芹菜切小段，洗好的雪梨切条形，改切小块，洗净的猕猴桃取果肉切丁。

❷ 取备好的榨汁机，选择搅拌刀座组合，倒入切好的食材。

❸ 注入适量纯净水，盖好盖子，选择"榨汁"功能，榨取果汁。

❹ 断电后倒出果汁，装入杯中即成。

专家点拨

　　患儿居室要保持空气新鲜，但又要防止受凉，避免烟尘、异味刺激，以免诱发咳嗽。患儿要注意休息，保证充足睡眠，防止精神刺激、情绪波动。饮食以富营养易消化为主，避免煎炸、辛辣、酸咸等刺激性食物。

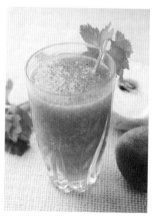

小儿咽炎
清热利咽疗效佳

　　小儿咽炎是指小儿因咽部黏膜、黏膜下组织和淋巴组织病变所产生的感染，通常于患儿免疫力下降时，病原菌趁虚而入引发咽炎。小儿咽炎虽然不是什么非常严重的疾病，但是一旦患上却是非常不舒服的，而年幼的孩子又无法表达自己最真实的状况，父母如果不细心照顾，就很有可能会延误治疗而令病情加重。

【病因】小儿因受凉等全身或局部抵抗力下降，病原微生物乘虚而入引发急性咽炎；营养不良、经常接触高温、粉尘、有害刺激气体容易引起慢性咽炎的发生。

【症状】急性咽炎常见症状有：起病较急，初起时咽部干燥、灼热，继而出现咽痛、唾液增多等症状。慢性咽炎常见症状有：张口可见咽部呈慢性充血，咽部可有各种不适感觉，如发痒、异物感等症状。

【治则】疏风解表，宣肺理气。

按摩疗法

1 点揉▸ 天突
用拇指指腹点揉天突穴1～3分钟，以局部有酸胀感为度。

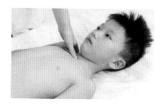

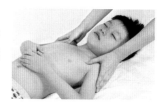

2 点揉▸ 缺盆
用拇指指腹点揉缺盆穴1～3分钟，以局部有酸胀感为度。

3 点揉▸ 中府
用拇指指腹点揉中府穴1～3分钟，以局部有酸胀感为度。

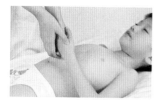

4 揉按▸ 合谷
用拇指指腹揉按合谷穴1～3分钟，以局部有酸胀感为度。

临证加减 ▶ **痰阻血瘀者**

1 揉按 ▶ 丰隆

用拇指指腹按揉丰隆穴5分钟，以有酸胀感为度。

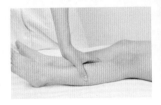

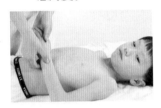

2 揉按 ▶ 外关

用拇指指腹按揉外关穴5分钟，以有酸胀感为宜。

临证加减 ▶ **阴虚津枯者**

揉按 ▶ 太溪

用拇指指腹按揉太溪穴5分钟，以有酸胀感为宜。

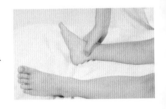

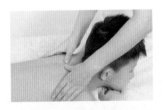

临证加减 ▶ **阴虚火旺者**

揉按 ▶ 肺俞

用拇指指腹按揉肺俞穴5分钟，以有酸胀感为宜。

膳食调养｜山药杏仁银耳羹

原料:

水发银耳180克，山药220克，杏仁25克，水淀粉适量，白糖4克。

做法:

❶ 将去皮洗净的山药切开，再切薄片，洗好的银耳切成小朵。

❷ 锅中注入适量清水烧热，倒入山药片，放入杏仁、银耳，拌匀，烧开后转小火煮约15分钟。

❸ 揭盖，加入适量白糖，搅拌一小会儿，再用水淀粉勾芡，至汤汁浓稠。

❹ 关火后盛出煮好的银耳羹，装在碗中即可。

专家点拨

　　家长在天气骤变时，应及时为孩子增减衣服，既要注意保暖，避免着凉，又要避免出汗过多。在上呼吸道感染的高发季节，家长应尽量少带小儿到公共场所，避免传染致病，平时可常为孩子按摩宣肺利咽的穴位。

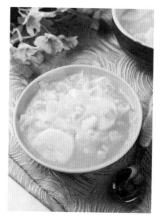

小儿哮喘
呼吸平缓不喘息

　　小儿哮喘是小儿时期常见的慢性呼吸系统疾病，主要以呼吸困难为特征。本病常反复发作，迁延难愈，病因较为复杂，危险因素很高，通常发病与环境因素有关，临床表现为反复发作性喘息、呼吸困难、气促、胸闷或咳嗽。本病多为多基因遗传性疾病，约20%病儿有家族史。

【病因】本病可因呼吸道感染，遇到天气变化或吸入花粉、绒毛，或食入虾、蟹鱼腥食物以及情绪波动等因素而致病。

【症状】哮喘发病初主要表现为刺激性干咳，随后出现喘息症状，喘息轻重不一，轻者无气促，有哮鸣音和呼气时间延长；重者出现严重的呼气性呼吸困难，烦躁不安，端坐呼吸，甚至出现面色苍白，唇、指甲端发绀以及意识模糊等病情危重表现。

【治则】降气化痰平喘。

按摩疗法

1 推揉▸ 缺盆

用拇指指腹揉按缺盆穴1~2分钟，以局部皮肤有酸胀感为度。

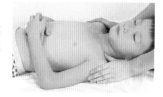

2 揉按▸ 太渊

用拇指指腹揉按太渊穴1~2分钟，以局部皮肤潮红为度。

3 点揉▸ 中府

用拇指指腹点揉中府穴100次，以局部皮肤潮红为度。

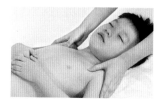

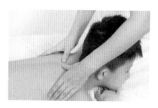

4 推揉▸ 肺俞

用双手拇指指腹推揉肺俞穴1~2分钟，以局部有酸痛感为度。

临证
加减 风寒袭肺者

推▸ 三关

示指、中指并拢，用两指指腹从手腕推向肘部200次。

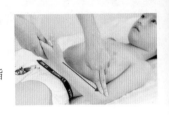

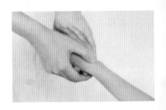

临证
加减 风热犯肺者

清▸ 天河水

用示指、中指指面自腕推向肘100次。

临证
加减 痰浊阻肺者

按▸ 一窝风

用拇指指端顺时针揉按一窝风穴100～300次。

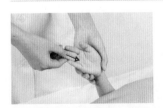

临证
加减 肺肾两虚者

清▸ 肺经

用拇指指腹从无名指指腹推向指根，反复推100次。

膳食调养 | 川贝蛤蚧杏仁瘦肉汤

原料：

川贝20克，甜杏仁20克，蛤蚧1只，瘦肉块200克，海底椰15克，陈皮5克，姜片少许，盐2克。

做法：

❶ 锅中注入适量清水烧开，倒入瘦肉块，余煮片刻，关火后捞出沥干。

❷ 砂锅中注入适量清水，倒入瘦肉块、蛤蚧、甜杏仁、陈皮、海底椰、川贝、姜片，拌匀。

❸ 加盖，大火煮开转小火煮3小时，揭盖加盐。

❹ 搅拌片刻至入味，关火，盛出煮好的汤即可。

专家点拨

受寒和感冒是引起哮喘发作的重要原因，故春冬寒冷季节应给孩子做好保暖御寒工作，而夏暑季节则应避免空调风及风扇直吹，并随气温适时给孩子增减衣物。平时还应督促孩子坚持锻炼，增强体质。

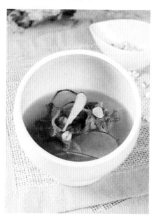

▶小儿手足口病
缓解不适有妙招

　　小儿手足口病，又称"发疹性水疱性口腔炎"，是一种儿童传染病，主要病源是肠道病毒。常见于5岁以下儿童。

【病因】本病主要是由病毒感染而引起的。主要通过飞沫由呼吸道直接传染，亦可通过污染食物、衣服、用具等由消化道间接感染。在水疱液、咽部分泌物或粪便中皆可分离出此种病毒。

【症状】主要症状为手、足和口腔黏膜出现疱疹或破溃后形成溃疡。常见症状表现有发热，口腔黏膜、手掌或脚掌出现米粒大小的疱疹，疼痛明显，疱疹周围有炎性红晕，疱内液体较少。部分患儿伴有咳嗽、流涕、食欲不振、恶心、呕吐、头疼等症状。

【治则】疏风解表，消炎镇静。

按摩疗法

1 清▸肺经

用拇指指腹自无名指
指腹向指根方向直推
100次。对侧以同样
的方法操作。

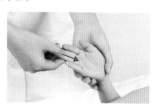

2 掐▸合谷

用拇指指尖掐揉合谷
穴100～200次，对侧
以同样的方法操作。

3 掐揉▸小天心

用拇指指尖掐揉小天心
穴100～200次，对侧
以同样的方法操作。

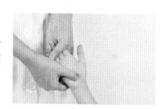

4 清▸天河水

用示指、中指指面自
腕推向肘，称为清天
河水。对侧以同样的
方法操作。

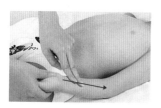

膳食调养 | 马齿苋薏米绿豆汤

原料:

马齿苋40克,水发绿豆75克,水发薏苡仁50克,冰糖35克。

做法:

❶ 将洗净的马齿苋切段,备用。

❷ 砂锅中注入适量清水烧热,倒入备好的薏苡仁、绿豆,拌匀,盖上盖,烧开后用小火煮约30分钟。

❸ 揭盖,倒入马齿苋,拌匀,盖上盖,用中火煮约5分钟,揭盖,倒入冰糖,拌匀,煮至溶化。

❹ 关火后盛出煮好的汤料即成。

专家点拨

家长要注意小儿饮食卫生,食物宜新鲜、清洁,乳母不宜过多食辛辣刺激之品,注意小儿口腔清洁卫生,哺乳婴儿的奶瓶、奶嘴,乳母的乳头均应保持清洁,可用消毒棉签蘸冷开水轻轻拭洗患儿皮肤破损处。

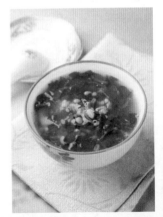

小儿口疮
消炎镇痛吃饭香

　　小儿口疮又称口疡，是指口舌浅表溃烂的一种病症，常见于任何年龄的孩子，以小儿发病较多。

【病因】本病是由于小儿吃过热、过硬的食物或擦洗小儿口腔时用力过大，都可能损伤口腔黏膜而引起发炎、溃烂。孩子患上呼吸道感染、发热以及受细菌和病毒感染后，口腔不清洁、口黏膜干燥，也有可能引起口疮。

【症状】常见症状有：在口腔内唇、舌、颊黏膜、齿龈、硬腭等处出现白色或淡黄色大小不等的溃烂点，常伴有烦躁不安、哭闹、不愿进食、身体消瘦、发热等症状。患了口疮，要注意口腔卫生，勤漱口，多喝水，多食蔬菜、水果。

【治则】实证治宜清热解毒，泻心脾之火。虚证治宜滋阴降火，引火归原。

按摩方法

1 按揉▶ 肾经

用拇指指腹按揉肾经 100~200次，以局部有酸胀感为度。

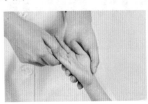

2 清▶ 天河水

将示指、中指并拢，用两指指腹自腕推向肘，推擦天河水2~3分钟。

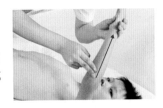

3 退▶ 六腑

将中指、示指并拢，用手指指腹自肘推向腕2~3分钟，以局部皮肤潮红为度。

4 点揉▶ 合谷

用拇指指腹点揉合谷穴1~2分钟，以局部有酸胀感为度。

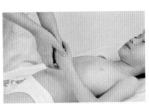

临证加减 ▶ 脾胃积热者

1 补 ▶ 脾经

用拇指指腹，从拇指指尖桡侧面向指根方向直推60~100次。

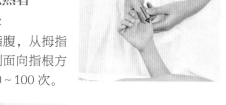

2 按 ▶ 小天心

用拇指指腹揉按小天心穴100~300次，力度均匀，对侧以同样方式操作。

3 推 ▶ 胃经

用拇指指腹直推胃经100~200次。对侧以同样的方法操作。

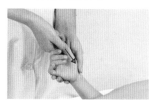

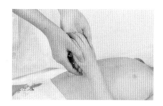

临证加减 ▶ 阴虚上火者

掐 ▶ 二马

用拇指指腹掐按二马穴100~300次，有酸胀感为宜。

膳食调养 | 冬瓜绿豆粥

原料：

冬瓜肉150克，水发绿豆50克，水发大米100克，冰糖20克。

做法：

❶ 将洗净的冬瓜切片，再切条形，改成丁。

❷ 砂锅中注入适量清水烧开，倒入洗净的绿豆，盖上盖，烧开后用小火煮约35分钟，揭盖，倒入大米，再盖上盖，用中小火煮约30分钟。

❸ 揭盖，倒入冬瓜丁，搅拌匀，盖上盖，用小火续煮约15分钟，揭盖，放入适量的冰糖。

❹ 关火后盛出即可。

专家点拨

孩子得了发热性疾病，从开始就一定要注意口腔护理，还要保持大便的通畅。患了口疮，宜服用温凉、富有营养的半流质或流质饮食，避免过热、过咸及酸辣的食物。

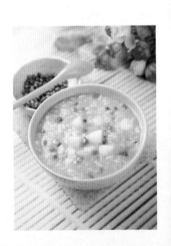

小儿夜啼

宝宝舒心，父母放心

小儿夜啼症，常见于1岁以内的哺乳期婴儿，多因受惊或身体不适所引起。中医认为本病多因小儿脾寒、神气未充、心火上乘、食积等所致。婴儿入夜啼哭不安，难以查明其真正原因，请尽早就医治疗，仔细检查体格，必要时辅以有关的实验室检查，以免贻误患儿病情。

【病因】引起小儿夜啼的主要原因为脾寒、心热及惊恐。孕妇素体虚寒，胎儿生后禀赋不足，或乳母恣食生冷，冷乳喂儿，或因调护失慎，腹部中寒，均能使脾寒内生。夜属阴，重阴脾寒愈盛，寒邪凝滞，气机不通，故入夜腹痛而啼。

【症状】主要表现为婴儿长期夜间烦躁不安，啼哭不停，或时哭时止，辗转难睡，天明始见转静，日间则一切如常。

【治则】镇惊安神。

按摩方法

1 按压▸ 印堂

用拇指指尖掐压印堂穴，以每秒钟1次的频率有节奏地掐压30次，力度轻柔。

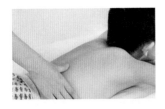

2 点揉▸ 脾俞

用拇指指腹点揉脾俞穴2分钟，力度轻柔，有酸胀感为宜。

3 按揉▸ 中脘

用拇指指腹揉按中脘穴30次，以局部皮肤潮红为度。

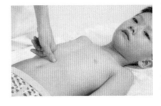

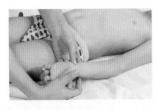

4 点揉▸ 神门

用拇指指腹以点二下揉三下的频率，点揉神门穴2分钟。

临证加减 > **脾胃虚寒型**

1 **揉** > **板门**

用拇指指腹按揉板门穴3分钟，以局部有酸胀感为度。

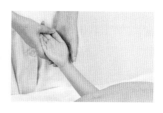

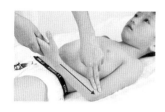

2 **推** > **三关**

将示指、中指并拢，用指腹从手腕推向肘部，操作200次。

临证加减 > **乳食积滞型**

1 **运** > **内八卦**

用示指、中指两指指腹按压在掌心上，顺时针运揉100次。

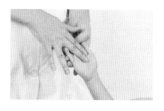

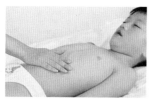

2 **摩** > **腹**

搓热手心，将手掌覆在神阙穴上，以顺时针方向按揉100次。

膳食调养 桂圆枣仁芡实汤

原料:

水发芡实140克,酸枣仁15克,龙眼肉20克,冰糖20克。

做法:

❶ 砂锅中注入适量清水烧热。

❷ 倒入洗净的芡实,将备好的酸枣仁、龙眼肉放入锅中。

❸ 盖上盖,烧开后用小火煮约40分钟至药材析出有效成分。

❹ 揭盖,加入少许冰糖,拌匀,用中火煮至溶化,关火后盛出煮好的汤汁,装入碗中即成。

专家点拨

注意保持周围环境安静祥和,检查衣服被褥有无异物会刺伤皮肤。要吃清淡且易消化的食物,如粥、米糊等。家长要根据孩子的饮食习惯做一些可口的饭菜,这对提高孩子的精神状态有很大帮助。

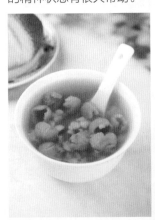

小儿厌食
调理气血食欲好

　　小儿厌食症表现为小儿长时间食欲减退或消失，以进食量减少为其主要特征，是一种慢性消化性功能紊乱综合征。常见于1～6岁的小儿，因不喜进食很容易导致小儿营养不良、贫血、佝偻病及免疫力低下等症状，严重者还会影响患儿身体和智力的发育。平时要教育小儿规律饮食，少吃零食，多食高蛋白食物，定时进食。

【病因】由于胃肠道疾病、药物的不良反应引起的消化道反应，以及身体缺乏某种微量元素或某些内分泌不足而引起的厌食；因为家庭喂养的不当，餐前吃过多的零食；小儿自身的情绪反应等都是引发本病的原因。

【症状】常见的症状为：不思纳食或食而无味，感冒后拒绝进食，可见面色无华，形体消瘦或略瘦，一般精神状态正常，大小便基本正常。

【治则】和胃健脾，益气养阴。

按摩方法

1 推揉▸ 神阙

用拇指指腹从中脘穴推到神阙穴，反复操作10~15次，以局部皮肤发热为度。

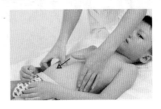

2 点按▸ 天枢

用拇指指腹点按两侧的天枢穴1~2分钟，至皮肤潮红发热。

3 点按▸ 足三里

用拇指指腹点按足三里穴30次，以局部有酸胀感为度。

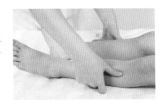

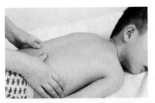

4 推按▸ 脾俞

用双手拇指指腹推按脾俞穴，以局部有酸胀感为度。

膳食调养 开胃水果汤

原料：

火龙果100克，油桃50克，李子100克，柠檬30克，苹果30克，白糖2克。

做法：

❶ 柠檬切薄片；苹果去皮去核，切小块；油桃、李子去核，切小块；火龙果去皮，切小块。

❷ 砂锅中注入适量清水烧热，倒入苹果、油桃、李子、火龙果，用小火煮15分钟。

❸ 加入白糖，拌匀，煮至溶化，关火后盛出煮好的水果汤，装入杯中。

❹ 放上柠檬片即可。

专家点拨

　　家长应督促孩子保持良好的生活习惯，适当增加体格锻炼有利于促进食欲。保证睡眠充足，多吃含纤维素食物，保持大便通畅。注意进餐时的卫生，避免不良刺激，尤其是家长不要强迫孩子进食而要耐心鼓励。

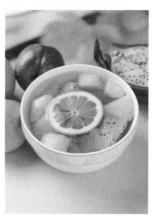

小儿流鼻血
疏肝解郁止血快

　　小儿鼻出血是小儿常见的临床症状之一，鼻出血的患儿平常要多食水果蔬菜及容易消化的食物。

【病因】鼻腔黏膜中的微细血管分布较为浓密，且敏感而脆弱，容易破裂导致出血。引起偶尔流鼻血的原因有上火、心情焦虑，或被异物撞击、人为殴打等因素。鼻出血也可由鼻腔本身疾病引起，也可能是全身性疾病所诱发。此外，春、秋季节气候干燥，容易使鼻腔黏膜破裂而引起出血。

【症状】常见的症状为：鼻中出血，反复发作、难以制止，多数情况为一侧鼻孔发生，出血多的可能从口中和另一鼻孔同时流出，长期、大量出血，可能出现面色苍白、出冷汗、脉搏快而弱及血压下降等休克症状。

【治则】清热泻火，凉血止血。

按摩疗法

1 **揉按▸ 百会**

用拇指指腹揉按百会穴1～3分钟，力度适中，以局部有酸麻胀感为度。

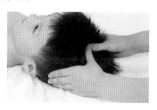

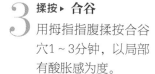

2 **点按▸ 迎香**

用中指指腹点按迎香穴1～2分钟，力度由轻到重，以局部皮肤潮红为度。

3 **揉按▸ 合谷**

用拇指指腹揉按合谷穴1～3分钟，以局部有酸胀感为度。

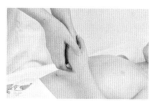

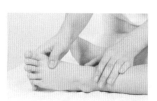

4 **揉按▸ 太冲**

用拇指指腹揉按太冲穴1～3分钟，以局部有酸胀感为度。

临证加减 ▶ 火热炽盛者

1 清 ▶ 天河水

将示指、中指并拢，用指腹自下而上推摩天河水30~50次。

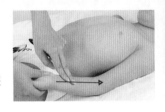

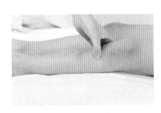

2 按揉 ▶ 足三里

用拇指指腹按揉足三里穴5分钟，以有酸胀感为度。

临证加减 ▶ 气血不足者

1 补 ▶ 肾经

用拇指顺时针旋转推动小指指腹，推100次，以有酸胀感为宜。

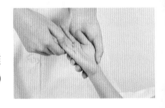

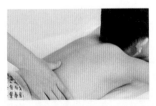

2 揉 ▶ 脾俞

用拇指指腹按揉脾俞穴5分钟，以有酸胀感为宜。

膳食调养 沙参玉竹雪梨银耳汤

原料：

沙参15克，玉竹15克，雪梨150克，水发银耳80克，苹果100克，杏仁10克，红枣20克，冰糖30克。

做法：

❶ 洗净的雪梨、苹果去核，切块。

❷ 砂锅中注入适量清水烧开，倒入沙参、玉竹、雪梨、银耳、苹果、杏仁、红枣，加盖，大火煮开转小火煮2小时，揭盖，加入冰糖，拌匀。

❸ 加盖，稍煮片刻至冰糖溶化。

❹ 关火后盛出装碗即可。

专家点拨

　　由于儿童鼻出血绝大多数是由鼻腔干燥、黏膜糜烂引发的，所以平时应该多吃蔬菜，尤其是多进食粗纤维。尽量少吃零食、不能用饮料替代白开水，应每天定时排便1次。

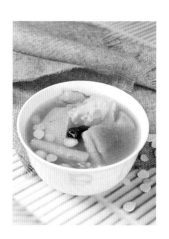

▶小儿消化不良
饮食均衡胃口佳

　　小儿消化不良是由饮食不当或非感染性引起的小儿肠胃疾患。在临床上有餐后饱胀、进食量少，偶有呕吐、哭闹不安等主要症状。这些症状都会影响患儿进食，导致身体营养摄入不足，发生营养不良概率较高，对小儿生长发育也会造成一定的影响。要让小儿养成良好的进食习惯，比如进食不宜过饱，按时就餐，多吃蔬菜、水果，都可以调节小儿的消化功能。

【病因】小儿的肠胃娇弱，功能不完善，如果进食不容易消化的食物，孩子的胃肠不能及时消化食物，就出现消化不良；孩子遇见喜欢吃的东西，一次进食过多，也会产生消化不良；此外，食物搭配不合理也是消化不良的原因之一。

【症状】消化不良的幼儿常表现为食欲不振，身体瘦弱，体重减轻，以及便泻臭秽，甚至反复出现腹泻，并常伴有大便中出现不消化食物等特征。

【治则】健脾运胃，消积导滞。

按摩疗法

1 **揉按▸ 中脘**

用拇指指腹揉按中脘穴1~2分钟，以局部皮肤潮红为度。

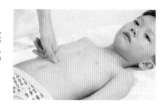

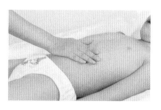

2 **点按▸ 合谷**

用拇指指腹揉按两侧的合谷穴1~2分钟，以局部皮肤潮红、发热为度。

3 **揉按▸ 腹部**

搓热手掌，用手掌围绕肚脐先顺时针揉按，再逆时针揉按，常规操作10次。

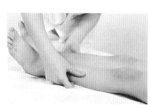

4 **揉按▸ 上巨虚**

用拇指指腹揉按上巨虚穴1~2分钟，以局部有酸胀感为度。

临证加减 **脾失健运者**

1 推▶ **四横纹**

用拇指指腹从示指横纹推向小指横纹处，推100~300次。

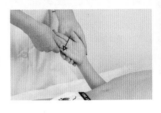

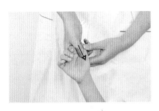

2 补▶ **脾经**

用拇指指腹，从拇指指尖桡侧面向指根方向直推60~100次。

临证加减 **胃有食积者**

1 运▶ **内八卦**

用示指、中指两指指腹按压在掌心上，顺时针运揉100次。

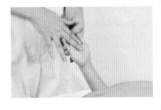

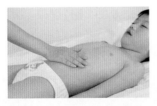

2 摩▶ **腹**

将手掌搓热后放在腹部，顺时针按揉100~200次。

膳食调养 **糯米红薯甜粥**

原料：
红薯80克，水发糯米150克，白糖适量。

做法：
❶ 洗净去皮的红薯切厚片，切条切丁备用。
❷ 锅中注入适量的清水大火烧开，加入备好的糯米、红薯，搅拌一会儿煮至沸，盖上锅盖，用小火煮40分钟至食材熟软。
❸ 掀开锅盖，加入少许的白糖，搅拌片刻至白糖溶化，使食材更入味。
❹ 关火，将煮好的粥盛出装入碗中即可。

专家点拨

提倡母乳喂养，乳食宜定时定量，不应过饥过饱；食品宜新鲜清洁，不应过食生冷、肥腻之物；随着年龄的增长，逐渐添加相适应的辅助食品；平时应保持大便通畅，养成良好的排便习惯。

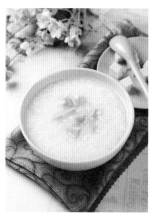

小儿腹泻
改善肠胃少泄泻

秋冬季是小儿腹泻的高发季节，多数由轮状病毒感染所致，因多发生在秋冬季，故通常称为"秋季腹泻"。本病呈散发或小流行，经粪-口传播，也可通过气溶胶形式经呼吸道感染而致病。潜伏期1~3天。多发生在6~24个月婴幼儿，4岁以上者少见。起病急，常伴发热和上呼吸道感染症状，无明显中毒症状。

【病因】小儿腹泻是由于感染性腹泻病原微生物随污染的食物或饮水进入消化道或由饮食不当引起的。主要是由于细菌或病毒感染引起突发的严重腹泻。

【症状】病初可有呕吐，常先于腹泻发生。大便次数多、量多、水分多，黄色水样或蛋花样便带少量黏液，无腥臭味。

【治则】通调腑气，温化寒湿。

按摩疗法

1 **揉按 ▸ 中脘**

用拇指指腹揉按中脘穴20～30次，以局部皮肤潮红为度。

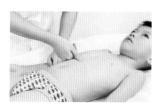

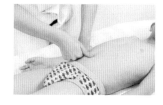

2 **揉按 ▸ 神阙**

用拇指指腹揉按神阙穴5分钟，以局部皮肤发热为度。

3 **按揉 ▸ 足三里**

用拇指指端按揉足三里穴20～30次，以局部有酸胀感为度。

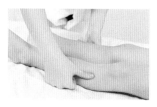

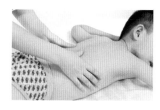

4 **揉按 ▸ 脾俞**

用拇指指腹揉按脾俞穴2分钟，以局部透热为度。

膳食调养 山药粥

原料：

大米150克，山药80克。

做法：

❶ 洗净去皮的山药切片，切条切丁，砂锅中注入适量的清水大火烧热。

❷ 倒入洗净的大米、山药，搅拌片刻，盖上锅盖，大火烧开后转小火煮30分钟。

❸ 掀开锅盖，用勺子搅拌片刻。

❹ 将粥盛出装入碗中，点缀上枸杞子即可。

专家点拨

提倡母乳喂养，避免在夏季断乳，改变饮食种类；适时适量给孩子添加辅食，合理喂养，乳食勿过饱，勿进食难以消化的食物，否则易影响孩子消化功能，造成腹泻；讲究饮食卫生，饭前便后要洗手，食具要消毒。

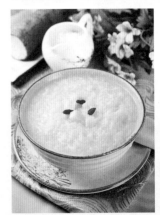

小儿便秘
排出毒素身体好

　　小儿便秘是指患儿1周内排便次数少于3次的病症。新生儿正常排便为出生1周后每天排便4~6次，3~4岁的小儿排便次数每天1~2次为正常。便秘是临床常见的复杂症状，而不是一种疾病，通常以排便频率减少为主要症状，多由于排便规律改变所致。小儿便秘严重者可影响到儿童的记忆力和智力发育，还可能导致遗尿、大小便失禁等症状。

【**病因**】饮食不足是导致便秘的原因之一，进食太少会导致大便减少，长期饮食不足会引起营养不良，加重便秘；食物过于精细也会使粪便中的纤维素太少而发生便秘；生活不规律，没有养成按时排便的习惯，肠胃功能失调也会导致便秘的发生。

【**症状**】便意少，便次也少；排便艰难、费力；排便不畅；大便干结、发硬，排便不净感；便秘伴有腹痛或腹部不适。部分患者还伴有失眠、烦躁、多梦、抑郁、焦虑等精神心理障碍。

【**治则**】通调腑气，润肠通便。

按摩方法

1 揉按▸ 天枢

用拇指指腹揉按天枢穴1分钟，以局部皮肤潮红为度。

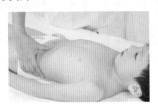

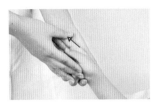

2 揉按▸ 合谷

用拇指指腹揉按合谷穴1分钟，以局部有酸胀感为度。

3 清▸ 大肠经

用拇指指腹从虎口直线推向示指指尖推按10次。对侧用同样的方法操作。

4 揉按▸ 大肠俞

用拇指指腹顺时针揉按大肠俞穴1分钟，以局部有酸胀感为度。

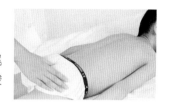

临证加减┊ 实证便秘者

1 按▶ 龟尾

用拇指指腹按揉龟尾穴100～200次，有酸胀感为度。

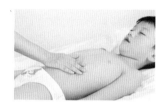

2 摩腹

将手掌搓热后放在腹部，顺时针按揉100～200次。

临证加减┊ 虚证便秘者

1 补▶ 脾经

用拇指指腹，从拇指指尖桡侧面向指根方向直推60～100次。

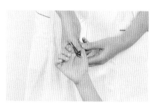

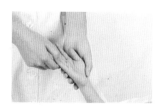

2 补▶ 肾经

用拇指顺时针旋转推动小指罗纹面，推100次。

膳食调养 | 香蕉粥

原料：

去皮香蕉250克，水发大米400克。

做法：

❶ 洗净的香蕉切丁。

❷ 砂锅中注入适量清水烧开，倒入大米，拌匀，加盖，大火煮20分钟至熟软。

❸ 揭盖，放入香蕉，加盖，续煮2分钟至食材熟软，揭盖，搅拌均匀。

❹ 关火，将煮好的粥盛出，装入碗中即可。

专家点拨

家长应帮助孩子养成自身的排便规律，否则排便间隔越来越长，就增加了便秘发生的可能性。多喝水、适量进食可以促进肠蠕动。父母可以通过推拿患儿腹部帮助其排大便。

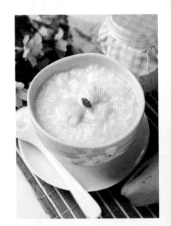

小儿疳积
排除疳积吃饭香

小儿疳积是由于进食不规律或由多种疾病因素影响所导致的慢性营养障碍性疾病，常见于1～5岁的儿童。要预防此病，则婴儿不宜乳食过饱、过早断奶；儿童不宜过多食用油腻、生冷、甜食等。要合理喂养，定量定时，纠正不良饮食习惯。

【病因】由于婴幼儿时期脏腑娇嫩，身体的生理功能未成熟完善，而生长发育迅速，对水谷精微的需要量大。因此，产生了生理上的"脾常不足"。而很多家长生怕孩子吃不饱，就像填鸭一样喂哺饮食尚不能自节的婴幼儿。

【症状】疲乏无力、面黄肌瘦、烦躁爱哭、睡眠不安、食欲不振、体重逐渐减轻、毛发干枯稀疏等。严重者可影响智力发育。

【治则】健运脾胃，消积导滞。

—— 按摩方法 ——

1 补▸脾经

用拇指指腹从拇指指尖桡侧面向指根方向直推60~100次。

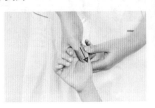

2 推▸板门

用拇指指腹微用力自患儿拇指指根大鱼际处往腕横纹处直推100次。

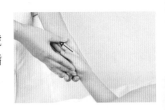

3 清▸大肠经

用拇指指腹从患儿虎口桡侧缘直推至示指尖60~100次。

4 点按▸足三里

用拇指指腹点按足三里穴3分钟，以局部皮肤潮红、发热为度。

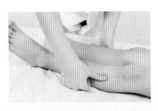

临证
加减 **积滞伤脾者**

1 运 ▶ **内八卦**

用示指、中指两指指腹按压在掌心上，顺时针运揉100次。

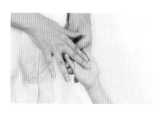

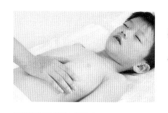

2 按揉 ▶ **中脘**

用大鱼际按揉中脘穴5分钟，以局部有酸胀感为宜。

临证
加减 **气血两亏者**

1 补 ▶ **肾经**

用拇指顺时针旋转推动小指指腹，推100次，有酸胀感为宜。

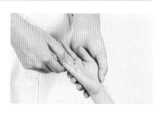

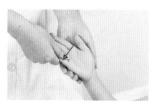

2 推 ▶ **四横纹**

用拇指指腹从示指横纹推向小指横纹处，推100～300次。

膳食调养 | 神曲山楂麦芽茶

原料:

鲜山楂40克，神曲、麦芽各少许。

做法:

❶ 洗净的山楂切去头尾，切开，去核，把果肉切成小块，备用。

❷ 砂锅中放入麦芽、山楂果肉，注入适量清水，盖上盖，烧开后转小火煮约15分钟至其析出有效成分。

❸ 揭开盖，倒入神曲，拌匀，煮约2分钟。

❹ 关火后盛出煮好的茶水，装入杯中即可。

专家点拨

应尽可能用母乳喂养，按时添加辅食；纠正不良饮食习惯，注意营养平衡及饮食卫生；积极防治脾胃疾病和寄生虫病；对重症疳证患儿要注意观察面色、精神、饮食、二便、哭声等情况，防止发生突变。

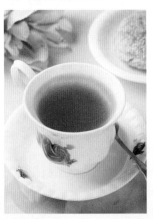

小儿流涎
健脾益气面色佳

小儿流涎症，俗称"流口水"，是一种唾液增多的症状。多见于6个月至1岁半的小儿，其原因有生理的和病理的两种。病理因素常见于口腔和咽部黏膜炎症、面神经麻痹、脑炎后遗症等所致的唾液分泌过多，吞咽不利也可导致流涎。此外，小儿初生时唾液腺尚未发育好，也会流涎，若孩子超过6个月时还流涎，应考虑是病理现象。

【病因】多由于食母乳过热或嗜食辛辣之物，以致脾胃湿热，熏蒸于口；或先天不足，后天失养，脾气虚弱，固摄失职，以致唾液从口内外流而发病。

【症状】脾胃湿热者流涎黏稠，口气臭秽，食欲不振，腹胀，大便秘结或热臭，小便黄赤。脾气虚弱者流涎清稀，口淡无味，面色萎黄，肌肉消瘦，懒言乏力，饮食减少，大便稀薄。

【治则】健脾益气，燥湿和胃，补肾摄涎。

按摩方法

1 摩▸腹

搓热手心后以掌心在腹部顺时针方向按摩10分钟，动作宜轻柔。

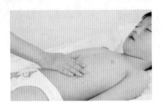

2 分推▸中脘

用拇指指腹自中脘穴向脐两旁分推20~50次，以局部皮肤发热为度。

3 补▸脾经

用拇指指腹，从指尖桡侧面向指根方向直推100次。对侧以同样的方法操作。

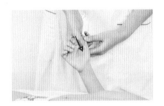

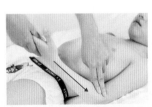

4 推▸三关

将示指、中指并拢，用指腹自腕推向肘100次。对侧以同样的方法操作。

膳食调养 **桂圆红枣山药汤**

原料：

山药80克，红枣30克，龙眼肉15克，白糖适量。

做法：

❶ 将洗净去皮的山药切成丁。

❷ 锅中注入适量清水烧开，倒入红枣、山药，搅拌均匀，倒入备好的龙眼肉，搅拌片刻，盖上盖，烧开后用小火煮15分钟至食材熟透。

❸ 揭开盖子，加入少许的白糖，搅拌片刻至食材入味。

❹ 关火后将煮好的甜汤盛出，装入碗中即可。

专家点拨

　　生理性流涎不需要治疗，随着年龄的增长，口腔深度增加，婴儿能吞咽过多的唾液，流涎自然消失；无论是生理性流涎还是病理性流涎，均应该及时处理，保持口周、下颌、颈部等部位的干燥。

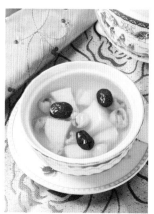

小儿遗尿
补中益气睡眠好

　　小儿遗尿是指小儿睡梦中小便自遗，醒后方觉的病症。多见于3岁以上的儿童。若3岁以上的小儿1个月内尿床次数达到3次以上，就属于不正常了，医学上称为"遗尿症"，一般是男孩多于女孩。预防小儿遗尿应从小为儿童建立良好的作息制度，养成良好的卫生习惯，掌握其夜间排尿规律，使儿童逐渐形成时间性的条件反射，并培养儿童生活自理能力。

【病因】引起遗尿的原因，有些是由于泌尿生殖器官的局部刺激，如包茎、包皮过长、外阴炎、先天性尿道畸形、尿路感染等引起，其次与脊柱裂、癫痫、糖尿病、尿崩症等全身疾病有关。

【症状】肾气不足者面色㿠白，肢冷形寒，腰腿酸软，小便清长而频；肺脾气虚者面色无华，气短自汗，形瘦乏力，食欲不振，大便溏薄；肝经郁热者溲黄短赤，频数不能自忍，性情急躁，手足心热，面赤唇红，口渴喜饮。

【治则】温肾固涩，缩尿止遗，清肝泄热。

按摩疗法

1 **揉按▶ 百会**
用拇指指腹揉按百会穴1分钟，力度适中，以局部有酸胀感为度。

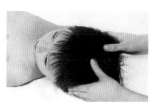

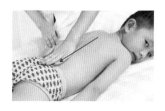

2 **掌揉▶ 气海**
搓热掌心，用掌心顺时针揉按气海穴1~3分钟，以局部皮肤潮红为度。

3 **推擦▶ 背部**
用掌心的力度自上而下推按背部1~2分钟，以皮肤潮红发热为度。

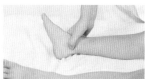

4 **点揉▶ 太溪**
用拇指指腹点揉太溪穴1~2分钟，以局部有酸痛感为度。

临证加减 ‣ 肾气不足者

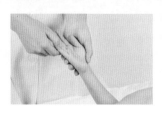

1 补 ‣ 肾经

用拇指顺时针旋转推动小指罗纹面100次，有酸胀感为宜。

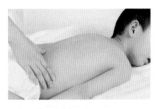

2 按揉 ‣ 命门

用拇指指腹按揉命门穴100次，以有酸胀感为度。

临证加减 ‣ 肝经湿热者

1 清 ‣ 肝经

用拇指指腹从掌指末节推向指尖，直推100次。

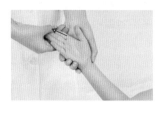

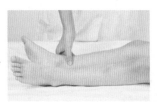

2 按 ‣ 三阴交

用拇指指腹按揉三阴交穴5分钟，有酸胀感为宜。

膳食调养 | 茵陈炖鸡

原料：

鸡腿肉300克，茵陈、豆苗各5克，葱、姜各少许，盐3克，鸡粉2克，料酒5毫升，生抽3毫升。

做法：

❶ 锅中注入适量清水烧开，倒入鸡腿肉氽煮片刻后捞出，沥干水分。

❷ 砂锅注入适量清水，用大火烧热，倒入茵陈，盖上锅盖，用大火煮20分钟后将药材捞干净。

❸ 放入鸡腿肉、葱、姜，淋入料酒，盖上锅盖，烧开后转小火煮1小时。

❹ 加入盐、鸡粉，放入豆苗，淋入生抽即可。

专家点拨

大多数遗尿的小儿都有较大的心理负担，害怕别人知道自己尿床，自卑感较强，患儿家属应该对孩子耐心教育指导，应该让孩子消除怕羞、紧张的情绪，树立信心，消除顾虑，不应该责怪打骂孩子。

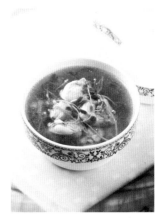

小儿盗汗

益气养阴心肾安

　　小儿盗汗是指小孩在睡熟的时全身出汗，醒则汗停的病症。对于生理性盗汗一般不主张药物治疗，而是采取相应的措施，祛除生活中导致高热的因素。中医认为，汗为心液，若盗汗长期不止，心肾元气耗伤将十分严重，多主张积极治疗其本，即健脾补气固本，以减少或杜绝呼吸道再感染的发生。

【病因】小儿时期，由于皮肤内水分较多，毛细血管丰富，新陈代谢旺盛，自主神经调节功能尚不健全，活动时容易出汗；睡前吃过较烫的食物，或被子盖得太多大厚，或室内温度过高等；病理性因素如血钙偏低而引起盗汗。

【症状】夜啼，厌食，头发稀疏缺少光泽，面色苍白或萎黄，大便不调（或干燥、不成形），倦怠乏力，手足不温或手心热，经常感冒，咳嗽等症状。舌质淡，苔薄或有剥脱苔，脉细无力。

【治则】健脾益气，扶正固表，益气养阴。

按摩疗法

1 **揉** ▸ **小天心**

用拇指指腹揉小天心穴100 次，以局部有酸胀感为度。

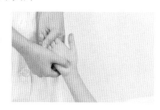

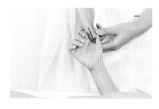

2 **补** ▸ **脾经**

用拇指指腹从拇指尖桡侧面向指根方向直推100 次，以局部皮肤潮红为度。

3 **补** ▸ **肾经**

用拇指指腹旋推小指罗纹面200 次，以局部皮肤潮红为度。

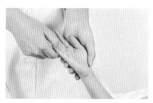

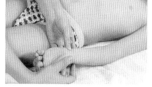

4 **揉按** ▸ **神门**

用拇指指腹以顺时针方向揉按神门穴100 次，以局部有酸胀感为度。

临证加减 ▷ 脾胃积热者

1 推 ▸ 胃经

用拇指指腹直推胃经100～200次。对侧以同样的方法操作。

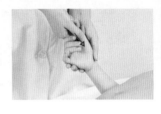

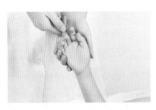

2 推 ▸ 心经

用拇指指腹旋转推动中指螺纹面，推100～200次。

临证加减 ▷ 阴虚内热者

1 揉 ▸ 二马

用拇指指腹按揉二马穴100～300次，有酸胀感为宜。

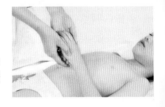

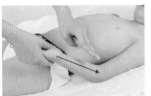

2 清 ▸ 天河水

将示指、中指并拢，用指腹自下而上推摩天河水30～50次。

浮小麦莲子黑枣茶

膳食调养

原料:

浮小麦20克，黑枣45克，水发黑豆70克，水发莲子80克，冰糖30克。

做法:

❶ 砂锅中注入适量清水烧开，倒入备好的浮小麦、黑枣、黑豆、莲子，搅拌均匀。

❷ 盖上盖，烧开后用小火煮30分钟。

❸ 揭开盖，放入备好的冰糖。

❹ 搅拌片刻，煮至冰糖溶化，盛出煮好的药茶，倒入碗中即可饮用。

专家点拨

　　小儿盗汗以后，家长要及时用干毛巾擦干皮肤，及时换衣服，动作要轻快，避免小儿受凉感冒，还要注意及时给孩子补充水分和盐，白开水加点食盐、糖，糖可以促进水和盐的吸收。

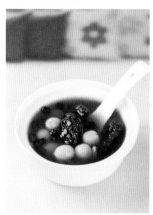

小儿湿疹
祛除湿邪治顽疾

　　小儿湿疹是一种变态反应性皮肤病，即平常说的过敏性皮肤病。主要是对食入物、吸入物或接触物不耐受或过敏所致。一般发生于2~6个月的婴儿，好发于头面部，严重者可迁延颈部、肩胛部，甚至遍及全身。

【病因】引起湿疹的原因很多，诸如花粉、动物皮毛过敏，诸如接触丝织或人造纤维过敏，日光、炎热、干燥都会引发小儿湿疹。其中食物是引发小儿湿疹的重要原因之一，如鱼、虾、牛奶、鸡蛋等高蛋白食物过敏常会引起小儿湿疹。

【症状】患有湿疹的孩子起初皮肤发红，出现皮疹，继之皮肤发糙、脱屑，抚摸孩子的皮肤如同触摸在砂纸上一样。遇热、遇湿都可使湿疹表现显著。

【治则】清热化湿，养血润燥。

按摩疗法

1 **按揉▸ 曲池**

用拇指指腹按揉曲池穴3分钟，以局部有酸胀感为度。

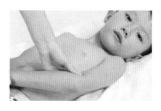

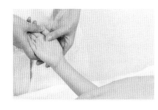

2 **按揉▸ 板门**

用拇指指腹按揉板门穴3分钟，以局部有酸胀感为度。

3 **按揉▸ 血海、风市、足三里**

用拇指指腹按揉风市穴、血海穴、足三里穴各3分钟。

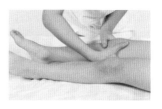

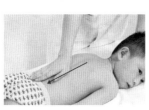

4 **推擦▸ 脾俞、胃俞、三焦俞**

掌心搓热，从脾俞穴推至胃俞穴，再推至三焦俞穴10~20次。

膳食调养 土茯苓绿豆老鸭汤

原料：

土茯苓绿豆汤汤料1/2包（土茯苓、薏苡仁、绿豆、陈皮、生地黄），老鸭块200克，盐2克。

做法：

❶ 将土茯苓绿豆汤汤料里的食材泡发待用。

❷ 砂锅中注入适量清水烧开，氽煮老鸭块片刻后捞出，沥干水分。

❸ 砂锅中注入适量清水，放入除陈皮外的所有食材，拌匀，加盖，大火煮开转小火煮100分钟。

❹ 揭盖，倒入陈皮，加入盐，稍搅拌即可装碗。

专家点拨

对于湿疹的孩子，家长应保持其皮肤清洁干爽，避免受外界刺激。除了注意天气变化外，家长不要让宝宝穿易刺激皮肤的衣服，如羊毛、丝、尼龙等。这也是小儿湿疹护理要注意的措施。

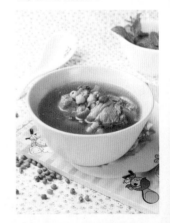

小儿近视眼

疏通经络视力好

　　小儿近视属于近视，是屈光不正的一种，但和成人近视的特点有所不同。近视（近视眼）指眼睛在调节放松时，平行光线通过眼的屈光系统屈折后点落在视网膜之前的一种屈光状态。小儿近视指发病为儿童时期，存在调节异常，进展性，易受多因素干扰的特点。近年来许多证据表明环境和遗传因素共同参与了近视的发生。

【病因】小儿近视是一种常见的眼科疾病，多数因为儿童时期使用视力不当所致，如看书时光线太暗、距离太近、疾病之后视力没有恢复、用眼过度、躺着看书、走着看书、坐在行驶的车上看书等。

【症状】现代医学一般分为假性近视和真性近视，常见症状为远视时视物模糊，近视清楚，远视过久会出现眼睛发胀、头部疼痛、视力疲劳等症状，通常高度近视者眼球会显得突出。

【治则】养血明目，补益肝肾。

按摩方法

1 按揉▸ 睛明

用中指指腹揉按睛明穴1~2分钟，以局部皮肤潮红为度。

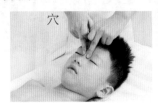

穴

2 按揉▸ 四白

用两手中指和示指指腹分别揉按两侧四白穴1~2分钟，以局部皮肤潮红为度。

3 按揉▸ 太阳

用拇指指腹按揉太阳穴1~2分钟，以局部有酸胀感为度。

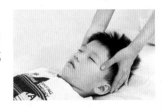

4 点按▸ 鱼腰

用拇指指腹点按鱼腰5~10次，以有酸胀感为宜。

临证
加减 ▷ **眼眶胀痛者**

1 按▸百会
用手掌按揉百会穴5分钟，以局部有酸胀感为度。

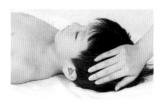

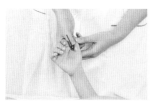

2 按▸曲池
用拇指指腹按揉曲池穴5分钟，以局部有酸胀感为度。

临证
加减 ▷ **脾胃虚弱者**

1 按揉▸中脘
用大鱼际按揉中脘穴5分钟，以局部有酸胀感为宜。

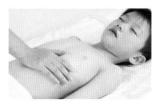

2 补▸脾经
用拇指指腹，从拇指指尖桡侧面向指根方向直推60～100次。

膳食调养｜山楂决明菊花茶

原料：

菊花25克，干山楂25克，熟决明子30克，蜂蜜25克。

做法：

❶ 取一碗，放入菊花，倒入温水，清洗片刻。

❷ 捞出泡好的菊花，沥干水分，装入盘中备用。

❸ 砂锅中注入适量清水烧开，倒入备好的干山楂、菊花、熟决明子，拌匀，加盖，大火煮5分钟至析出有效成分。

❹ 关火后焖5分钟至入味，揭盖，盛出茶汁装杯即可。

专家点拨

对于近视的小儿，家长首先必须从小培养儿童良好的生活习惯。培养他们正确的读书、写字姿势，不要趴在桌子上或扭着身体。写字读书要有适当的光线，光线最好从左边照射过来。认真做好眼保健操等。

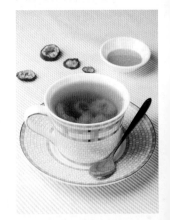

小儿失眠
缓解焦虑睡眠足

　　小儿失眠是指小儿经常性睡眠不安或难以入睡、易醒等，导致小儿睡眠不足的病症。常伴有精神状况不佳、健忘、反应迟钝、疲劳乏力等问题。

【病因】婴幼儿失眠的原因一般是饥饿或过饱、身体不舒适、睡前过于兴奋、生活不规律、环境改变或嘈杂、因与亲密抚养者分离而产生焦虑。较大儿童的失眠除以上原因外还常与学习、家庭、社会因素造成的心理紧张、焦虑、抑郁有关。

【症状】小儿失眠症状有上床睡觉很难入睡、长期疲累、头昏眼花心烦意乱、反常行为、情绪不稳定、某些情况下多动、醒来无法再入睡、早上或半夜清醒得早。

【治则】宁心安神，调和阴阳。

按摩方法

1 按揉▸ 内关

用拇指指腹揉按内关穴1~3分钟，以局部有酸胀感为度。

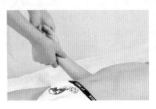

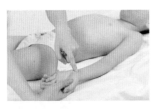

2 揉按▸ 大陵

用示指或拇指揉按大陵穴1~3分钟，以局部有酸胀感为度。

3 揉按▸ 太冲

用拇指指腹以顺时针方向揉按太冲穴3分钟，对侧以同样的方法操作。

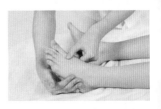

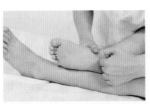

4 顶按▸ 失眠

将手握成空心拳，稍用力顶按失眠穴50次。对侧以同样的方法操作。

膳食调养｜安神莲子汤

原料：

木瓜50克，水发莲子30克，百合少许，白糖适量。

做法：

❶ 洗净去皮的木瓜切成厚片，再切成块，备用。

❷ 锅中注入适量清水烧热，放入木瓜、莲子，盖上盖子，烧开后转小火煮10分钟至食材熟软。

❸ 揭开盖子，将百合倒入锅中，加入少许白糖，搅拌均匀至入味。

❹ 将煮好的甜汤盛出，装入碗中即可。

专家点拨

在白天时，父母们可以让宝宝进行适当的运动，让宝宝身体疲倦，那么晚上自然会睡得比较熟。午睡时间应有所控制，时间不要超过2个小时。晚饭不要过饱。在临睡前，父母不要让孩子玩得太过兴奋。

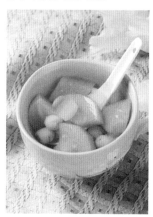

小儿牙痛
清热祛火消肿痛

　　小儿牙痛是指小儿牙齿因内因或外界因素而引起的疼痛，痛时往往伴有不同程度的牙龈肿胀，一般6岁左右的儿童患病较多，因为乳牙开始脱落。一般来说，牙痛和龋齿也有很大关系，而龋齿产生的主要原因就是没有养成良好的口腔卫生习惯，加上小儿又好吃甜食，又不注意卫生清洁，因此容易引发龋齿，从而导致牙痛。

【病因】牙痛大多由牙龈炎、牙周炎、蛀牙或折裂牙而导致牙髓（牙神经）感染所引起的；孩子意外摔倒碰伤牙齿导致疼痛或牙齿出现创伤性根尖周炎引起疼痛；牙齿上有深龋洞，吃东西就引起疼痛。

【症状】患儿的牙齿持续疼痛，同时出现牙龈红肿，牙齿浮动，重者会出现脸肿，颌下淋巴结肿大及发热症状，这是牙根尖周围发炎，有时可能发展成化脓性炎症。

【治则】清热泻火，消肿止痛。

按摩疗法

1 按揉▸合谷

用拇指顺时针按揉合谷穴1~3分钟，以局部有酸胀感为度。

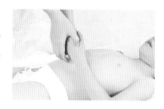

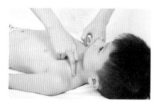

2 按压▸缺盆

用双手中指按压两侧缺盆穴1分钟，以局部有酸胀感为度。

3 点按▸颊车

用示指和中指点按颊车穴1~2分钟，以局部有酸胀感为度。

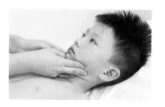

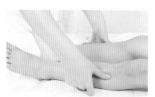

4 点按▸足三里

用拇指指腹点按足三里穴3~5分钟，以有酸胀感为宜。

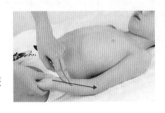

临证
加减 } **胃火牙痛者**

1 清▸ **天河水**

将示指、中指并拢，用指腹自下而上推摩天河水30~50次。

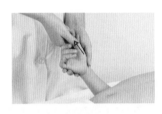

2 清▸ **胃经**

用拇指自患儿掌根推至拇指根部，推100~500次。

临证
加减 } **虚火牙痛者**

1 补▸ **肾经**

用拇指顺时针旋转推动小指指腹，推100次，有酸胀感为宜。

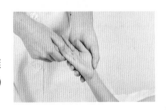

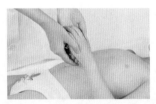

2 掐▸ **二马**

用拇指指腹按揉二马穴100~300次，有酸胀感为宜。

膳食调养 | 黄瓜米汤

原料：

大米120克，黄瓜90克。

做法：

❶ 洗净的黄瓜切成片，再切丝，改切成碎末，装盘备用。

❷ 砂锅中注入适量清水烧开，倒入洗好的大米，搅拌匀，盖上锅盖，烧开后用小火煮1小时至食材熟软。

❸ 揭开锅盖，倒入黄瓜，搅拌均匀，再盖上锅盖，用小火续煮5分钟，揭开锅盖，搅拌一会儿。

❹ 将煮好的米汤盛出，装入碗中即可。

专家点拨

从2岁开始养成孩子进食后漱口的习惯；让孩子学会刷牙，最好用含氟牙膏，牙膏中的氟化物可以帮助牙齿利用唾液中的矿物质，在受到细菌侵蚀后对自身进行修补，帮助坚固牙齿，预防蛀牙。

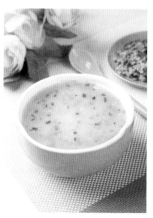

小儿肥胖
瘦身降脂身体好

小儿肥胖是指小儿体重超过同性别、同年龄健康儿，一定程度的明显超重与脂肪层过厚症状，是体内脂肪，尤其是三酰甘油积聚过多而导致的一种状态。本症状是由于食物摄入过多或机体代谢改变而导致体内脂肪积聚过多，造成体重过度增长并引起人体病理、生理改变的。

【病因】营养素摄入过多，超过机体代谢需要，多余的能量便转化为脂肪储存体内；活动量过少缺乏适当的活动和体育锻炼；遗传因素；调节饱食感及饥饿感的中枢失去平衡以致多食；精神创伤（如学习成绩低下）以及心理异常等因素亦可致儿童过食而导致肥胖。

【症状】明显肥胖的儿童常有疲劳感，用力时气短或腿痛，脂肪堆积尤其以手臂和臀部明显；常常感到气短，行动笨拙迟缓，食量很大，特别喜欢吃甜食和富含高脂肪的食物，不喜欢蔬菜等清淡食物。

【治则】健运脾胃，化痰除湿。

按摩疗法

1 环摩▸ 关元

用手掌环形摩擦关元穴5分钟，以局部皮肤潮红为度。

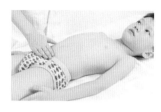

2 揉按▸ 足三里

用拇指指腹揉按足三里穴5分钟，以局部有酸胀感为度。

3 揉按▸ 丰隆

用拇指指腹揉按丰隆穴5分钟，以局部有酸胀感为度。

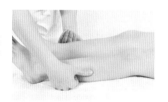

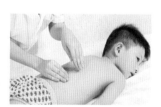

4 拍击▸ 背部

用手掌拍击患儿背部，力度适中，从上向下拍击20次。

膳食调养 | 牛蒡子降脂茶

原料:

牛蒡子7克,枸杞子10克,绿茶叶少许。

做法:

❶ 砂锅中注入适量清水烧开,放入备好的牛蒡子、枸杞子,盖上盖,用小火煮约10分钟,至其析出有效成分。

❷ 揭开盖,用中火保温,备用,取一个茶杯,放入绿茶叶,盛入砂锅中的药汁,至八九分满。

❸ 盖上盖,泡约5分钟。

❹ 揭开盖子,趁热饮用即可。

专家点拨

小儿肥胖应从小加以注意,4~5月前不喂半固体或固体淀粉类食物;督促孩子自幼养成良好的饮食习惯,执行平衡膳食,对超重小儿要限制食物摄入量,使体重接近于标准范围。

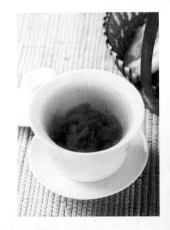

小儿鼻炎
温肺散寒效果好

　　小儿鼻炎是指小儿鼻腔黏膜和黏膜下组织出现的炎症，从发病的急缓及病程的长短来说，可分为急性鼻炎和慢性鼻炎。另外，还有一种十分常见的与外界环境有关的鼻炎，即变异性鼻炎（过敏性鼻炎）。在儿童时期由于身体各器官的形态发育和生理功能的不完善，造成儿童抵抗力和对外界适应力较差，因此儿童更容易患鼻炎。

【病因】慢性疾病如内分泌失调等会导致慢性鼻炎；其他因素如有水泥、烟草、煤尘、面粉或化学物质等环境中，鼻黏膜受到物理和化学因子的刺激与损害，可造成慢性鼻炎。

【症状】临床以鼻塞、流鼻涕、遇冷空气打喷嚏、记忆力减退、嗅觉差为主要症状。

【治则】疏风解表，宣通鼻窍。

按摩方法

1 点按▸ 人中

用拇指指端点按人中穴1~3分钟，以局部有酸胀感为度。

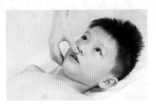

2 按压▸ 攒竹、印堂

用拇指指腹揉按攒竹穴、印堂穴各1分钟，以局部皮肤潮红为度。

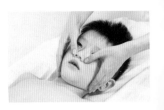

3 推擦▸ 迎香

用拇指指腹从鼻梁两侧至迎香穴，从上向下推擦1~2分钟，以局部产生热感为度。

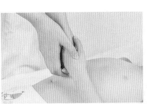

4 按揉▸ 合谷

用拇指指腹以顺时针方向按揉合谷穴1~3分钟，以局部有酸胀感为度。

临证加减 **脾肺气虚者**

1 补▸ 脾经

用拇指指腹从拇指指尖桡侧面向指根方向直推60~100次。

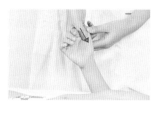

2 清▸ 肺经

用拇指指腹从无名指末节螺纹面推向指根，反复直推100次。

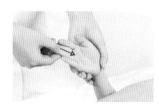

临证加减 **肾气亏虚者**

1 补▸ 肾经

用拇指顺时针旋转推动小指指腹，推100次，有酸胀感为宜。

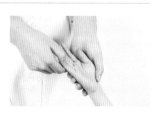

2 揉▸ 二马

用拇指指腹按揉二马穴100~300次，有酸胀感为宜。

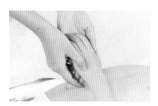

膳食调养｜**鱼腥草冬瓜瘦肉汤**

原料：

冬瓜300克，川贝3克，瘦肉300克，鱼腥草80克，水发薏苡仁200克，盐、鸡粉各2克，料酒10毫升。

做法：

❶ 冬瓜去皮切大块，鱼腥草切段，瘦肉切大块。

❷ 沸水锅中倒入瘦肉，加入料酒，汆煮片刻。

❸ 砂锅中注入适量清水，倒入川贝、薏苡仁、瘦肉、鱼腥草、冬瓜，加入料酒，盖上盖，用大火煮开后转小火续煮1小时。

❹ 揭盖，加入盐、鸡粉，拌匀调味即可盛出。

专家点拨

鼻炎病程较长，单纯用药物难以根治，有鼻炎史的孩子通常一感冒就犯鼻炎，所以要想控制鼻炎，预防感冒是关键，还要避免吸入刺激性的气体、粉尘、烟雾等，饮食宜清淡易消化，少食辛辣厚味的食物。

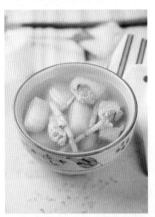

小儿落枕
舒经止痛正筋骨

小儿落枕在临床上并不多见，但是它的发病机制却跟成人基本相似。小儿落枕常因感受寒凉或睡姿不良等所致，以颈项强痛和转侧不利为主症。中医所说"通则不痛，痛则不通"可以很好地解释落枕疼痛的原因，主要因患侧胸锁乳突肌、斜方肌和肩胛提肌经脉闭阻、血脉不通、局部肌肉痉挛所致。

【**病因**】落枕主要是由于睡眠时颈部姿势欠妥，枕头使用不当，致使颈部一侧肌肉、关节和韧带较长时间地受到过度牵拉，造成急性软组织损伤；或是睡眠中未注意保暖，致使颈部一侧的肌肉受风着凉，寒冷刺激引起局部肌肉痉挛性疼痛导致。

【**症状**】晨起突感颈后部，上背部疼痛不适，以一侧为多，或有两侧俱痛者，或一侧重，一侧轻。

【**治则**】舒经活络，活血化瘀。

按摩方法

1 推▶肩井
用拇指指腹从风池穴推至肩井穴，推5分钟，以有酸胀感为度。

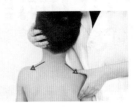

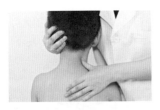

2 揉按▶阿是穴
用手指指腹揉按阿是穴1~3分钟，以有酸胀感为度。

3 点按▶列缺
用拇指指腹点按列缺穴2~3分钟，以有酸胀感为度。

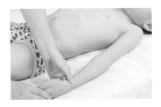

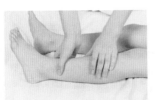

4 点按▶悬钟
用拇指指腹点按悬钟穴5~10次。对侧以同样的方法操作。

膳食调养 | 木耳枸杞蒸蛋

原料:

鸡蛋2个，木耳1朵，水发枸杞子少许，盐2克。

做法:

❶ 洗净的木耳切粗条，改切成块。

❷ 取一碗，打入鸡蛋，加入盐，搅散，倒入适量温水，加入木耳，拌匀。

❸ 蒸锅注入适量清水烧开，放上碗，加盖，中火蒸10分钟至熟。

❹ 揭盖，关火后取出蒸好的鸡蛋，放上枸杞子点缀即可。

专家点拨

睡眠时枕头不合适，过高、过低或过硬会导致项背部酸痛、僵硬，所以一定要注意小孩睡觉的姿势。采用热水袋、电热手炉、热毛巾等，这些都会起到止痛作用，在治疗过程中一定要注意不要让小孩被烫伤。

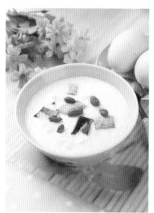

小儿百日咳

平衡经穴呼吸畅

　　小儿百日咳是小儿常见的一种呼吸道传染性疾病，是由百日咳杆菌所引起。以阵发性痉挛咳嗽，伴有鸡鸣样吸气声或吸气样吼声为其主要特征。病程长，长达2～3个月。发病初期，有流鼻涕、打喷嚏、低热、轻微咳嗽，数日后咳嗽加重，转变为阵咳或剧烈咳嗽，可持续2～3周，咳后伴有鸡鸣样吸气声。经过5～6个星期后到恢复期病情才会慢慢减轻。

【病因】百日咳杆菌通过飞沫感染，进入儿童的鼻或咽喉而引起呼吸系统疾病。

【症状】起病初为上呼吸道感染表现，如低热、流涕，1～3天后，上述病态缓解，但咳嗽不减，且日渐加重，尤以夜间为甚。

【治则】宣肺解表，清热化痰。

按摩疗法

1 推▶ 天河水

将示指、中指并拢，用指腹自下而上推摩天河水30～50次，以皮肤发热为度。

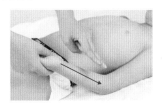

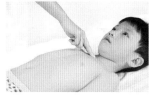

2 退▶ 六腑

用拇指指腹从肘横纹处推向腕横纹处200次，以局部皮肤潮红为度。

3 揉▶ 天突

将示指、中指并拢，用指腹揉天突穴1～2分钟，以局部皮肤潮红为度。

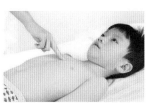

4 推揉▶ 膻中

将示指、中指并拢，用指腹按揉膻中穴1～2分钟，以局部皮肤潮红为度。

临证加减 } **风寒者**

掐▶外劳宫

用拇指指尖掐按外劳宫穴1~2分钟。

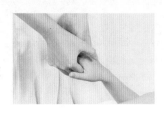

临证加减 } **风热者**

掐▶二扇门

用拇指指甲掐按二扇门穴，重掐3~5次，以有酸胀感为度。

临证加减 } **痰热者**

运▶内八卦

用示指、中指两指指腹按压在掌心上，运揉100次。

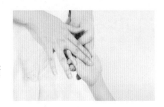

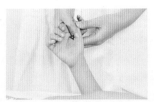

临证加减 } **脾肺气虚者**

补▶脾经

用拇指指腹从拇指指尖桡侧面向指根直推100次。

马齿苋蒜头皮蛋汤

膳食调养

原料:

马齿苋300克，皮蛋100克，蒜头、姜片各少许，盐2克，芝麻油3毫升，食用油少许。

做法:

❶ 去皮的蒜头用刀背拍扁，摘洗好的马齿苋切成段，皮蛋去壳切瓣儿。

❷ 热锅注油烧热，放入姜片、蒜头，爆香，注入适量清水，盖上锅盖，大火煮至开。

❸ 掀开锅盖，倒入皮蛋、马齿苋，加入少许盐、芝麻油，搅匀调味。

❹ 将煮好的汤盛出装入碗中即可。

专家点拨

家长应督促孩子加强锻炼，增强抗病能力。注意气候变化，防止孩子受凉，特别秋冬季节，尤其要注意胸、背、腹部保暖，以防外感。注意保持室内空气流通，避免煤气、尘烟等刺激。

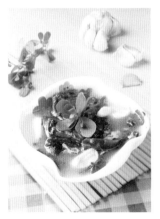

小儿痱子

清心泄热祛烦躁

夏季是痱子高发期。在儿童中极为常见，主要是小儿的新陈代谢功能本身就比成年人快，再加上活泼好动，很容易出汗，皮肤又细嫩，所以极易发生痱子。平日家人应避免患儿抓挠，以防继发感染，不宜用冷水洗、热水烫、肥皂擦。预防痱子发生，特别要注意小儿皮肤卫生，勤洗澡、勤换衣。

【病因】由于气温高、湿度大，出汗多、又不容易蒸发，使汗液浸渍表皮角质层，导致汗腺导管口闭塞，汗液潴留于皮内，引起痱子。

【症状】皮肤先出现红斑，继之出现针尖大小的疹子或水疱，感到刺痒。痱毒起初是小米大小，渐渐形成玉米粒或杏核大小的脓包。脓包慢慢变软，最后破溃，流出黄稠的脓液。

【治则】清热利湿，泻火解毒。

按摩疗法

1 清▶ 肺经

用拇指指腹，从无名指指尖往指根处直推。对侧以同样的方法操作。

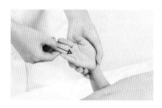

2 清▶ 心经

将示指、中指并拢，用指腹从中指指尖往指根处直推。对侧以同样的方法操作。

3 推▶ 天河水

将示指、中指并拢，用指腹自下而上推摩天河水30～50次，以感觉皮肤发热为度。

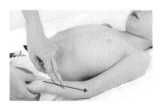

4 退▶ 六腑

用示指、中指指腹，从肘横纹处推向腕横纹处30～50次。对侧以同样的方法操作。

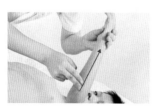

膳食调养 冬瓜银耳排骨汤

原料:

冬瓜300克，排骨段200克，银耳55克，玉竹15克，百合20克，薏苡仁25克，芡实30克，茯苓、山药、桂圆肉各适量，姜片、葱段各少许，盐2克。

做法:

❶ 汆煮排骨段约2分钟捞出；冬瓜切块。

❷ 砂锅中注入适量清水烧开，倒入备好的食材，拌匀。

❸ 盖上锅盖，烧开后转小火煮约120分钟。

❹ 加入盐，改中火略煮至汤汁入味即可盛出。

专家点拨

家长应保持孩子皮肤清洁，看到孩子出汗要及时给他擦干，保持皮肤表面干燥。为了避免长痱子，可在孩子的洗澡水中放些花露水、十滴水、宝宝金水等清凉、消炎的药物或保健品。

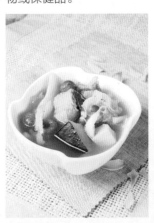

小儿维生素A缺乏症

均衡营养体质好

维生素A缺乏症是因体内缺乏维生素A而引起的以眼和皮肤病变为主的全身性疾病，多见于1～4岁小儿。维生素A可促进生长发育，当它缺乏时生殖功能衰退，骨骼生长不良，生长发育受阻。平常可食用一些富含维生素A的食物，增强体质，提高免疫力和抵抗力。

【病因】维生素A和胡萝卜素都很难通过胎盘进入胎儿体内；一些消化道疾病如急性肠炎、粥样泻等造成胃肠功能紊乱都可影响维生素A和胡萝卜素的吸收；一些消化性传染病，尤其是麻疹、猩红热、肺炎和结核病都会使体内的维生素A存储消耗尽。

【症状】最早的症状是暗适应差，视物不清，眼结合膜及角膜干燥，以后发展为角膜软化且有皮肤干燥和毛囊角化、增生、脱屑等症状，故又称为夜盲症、干眼病、角膜软化症。

【治则】益养脏腑，调和气血。

按摩方法

1 摩 ▶ 腹

搓热双手顺时针摩擦患儿腹部3分钟，有温热感为度。

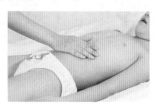

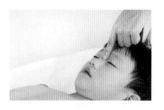

2 揉按 ▶ 睛明

用示指揉按睛明穴2分钟，以局部有酸胀感为宜。

3 拿捏 ▶ 血海

用拇指、示指、中指相对呈钳形拿捏血海穴20～30次，有酸胀感为度。

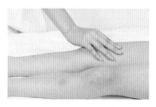

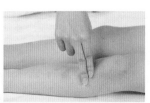

4 揉按 ▶ 足三里

示指、中指紧并，顺时针方向揉按足三里穴。对侧以同样的方法操作。

膳食调养 | 鸡肝粥

原料：

鸡肝200克，水发大米500克，姜丝、葱花各少许，盐1克，生抽5毫升。

做法：

❶ 洗净的鸡肝切条。

❷ 砂锅注水，倒入泡好的大米，拌匀，加盖，用大火煮开后转小火续煮40分钟至熟软。

❸ 揭盖，倒入鸡肝，拌匀，加入姜丝，拌匀，放入盐、生抽，拌匀加盖，稍煮5分钟至鸡肝熟透。

❹ 揭盖，放入葱花，拌匀，关火后盛出煮好的鸡肝粥，装碗即可。

专家点拨

提倡母乳喂养；应及时给孩子添加含有维生素A的辅食，包括深绿叶蔬菜和黄色水果，如芒果和番木瓜、鱼肝油、动物肝脏、肾脏、蛋黄等；避免孩子偏食，导致维生素A的缺乏。

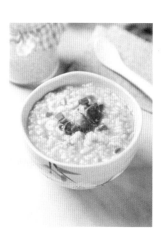

小儿贫血
气血旺盛精神好

　　小儿贫血是儿童时期较为常见的一种症状，一般是由于缺铁所致，临床表现为烦躁不安、哭闹、厌食、腹胀、营养不良和易感冒，严重者甚至影响智力发育。

【病因】中医认为，小儿脾胃运化功能尚未发育完全，多食则伤胃，过饥则伤脾，水谷精华无法运化成气血，从而导致贫血。另外，若进食充足，但脾胃的吸收功能较弱，也会出现贫血。

【症状】临床表现与贫血发生的急缓、病因和轻重程度有关，一般而言，急性贫血，虽然贫血程度轻，也可引起严重症状甚至休克；而慢性贫血，早期由于机体各器官的代偿功能较好，可无症状或症状较轻，当代偿不全时才逐渐出现症状。

【治则】调养气血，补益心脾肾。

按摩疗法

1 **揉按▸腹部**
搓热双手，以肚脐为中心，从右下腹开始，逆时针揉按再顺时针揉按腹部。

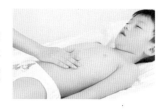

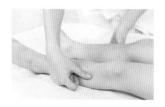

2 **揉按▸中脘**
将示指、中指、无名指并拢，用指端揉按中脘穴1分钟。

3 **揉按▸足三里**
用拇指指腹点按两侧足三里穴100次。对侧以同样的方法操作。

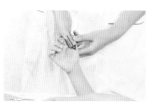

4 **补▸脾经**
用拇指指腹自拇指指尖往指根方向直推100次，以局部有酸胀感为宜。

膳食调养 | 养血红枣猪肝汤

原料：

猪肝150克，红枣30克，姜片10克，盐、鸡粉2克，料酒、食用油5毫升，酱油15毫升。

做法：

❶ 取处理好的猪肝，放入盐、鸡粉、料酒拌匀，腌渍10分钟。

❷ 砂锅中注入适量清水烧开，加入红枣、食用油、姜片，盖上盖，转中小火煮10分钟。

❸ 揭盖，倒入猪肝，淋入料酒，拌匀盖上盖，大火煮5分钟。

❹ 转中小火续煮10分钟，加入酱油、鸡粉即可。

专家点拨

小儿出生后要合理喂养，及时添加含铁较多的辅食，尤其是动物类食品，如各种红肉、肝脏等，治疗消化系统疾病、营养不良及感染性疾病，对早产儿、双胎儿早期给予铁剂预防。

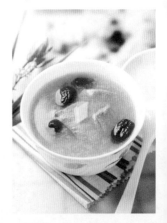

小儿暑热

清热解暑解烦忧

　　小儿暑热在医学上称为小儿夏季热，它主要在炎热的夏天时发生，并不是宝宝感染了病菌而发热，而是因外界环境温度升高而致使体温上升，所以也有人称为"夏期高体温症"。本病的发病年龄上很有特点，大多发生在6个月到3岁的宝宝，超过3岁后极少患此症。

【病因】本病发生的原因有：宝宝在3岁以前大脑的体温调节中枢尚未发育成熟，所以体温不能随着外界环境温度的升高而自行调节；汗腺功能也不足，出汗少而不容易散热。

【症状】本病发热的时间一般从早上开始，白天温度上升，下午温度降低；发热持续时间长久，病程时间长，在天气凉爽时渐渐好转；退热药没有效果，与其他病菌感染引起的发热病不同；孩子总是口渴，喝水多，小便次数多，尿液很清；不出汗，偶尔可见头部有点汗。

【治则】清热解暑，宁心安神。

按摩方法

1 清▸天河水

将示指、中指并拢，用指腹自下而上推摩30～50次，以皮肤发红、发热为度。

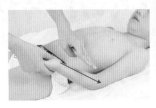

2 退▸六腑

用示指、中指指腹肘横纹处推向腕横纹处100～200次。对侧以同样的方法操作。

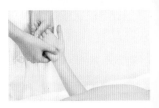

3 掐▸小天心

用拇指指尖掐小天心穴100～200次。对侧以同样的方法操作。

4 推▸三关

将示指、中指并拢，用两指指腹从手腕推向肘部，推200次。

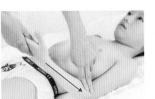

临证
加减 ▶ **暑伤肺胃者**

1 **清** ▶ **肺经**

用示指指腹从小儿无
名指末节螺纹面推向
指根100次。

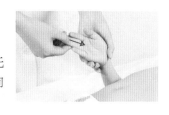

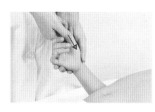

2 **清** ▶ **胃经**

用拇指指腹直推胃经
100 ~ 200次。对侧
以同样的方法操作。

临证
加减 ▶ **上盛下虚者**

1 **推** ▶ **脾经**

用拇指指腹，从拇指
指尖桡侧面向指根方
向直推 100次。

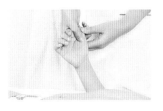

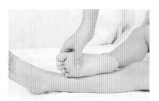

2 **按** ▶ **涌泉**

用拇指指腹按揉涌泉
穴1 ~ 2分钟，以有酸
胀感为度。

膳食调养｜缤纷酸奶水果沙拉

原料：

哈密瓜100克，火龙果100克，苹果100克，圣女果50克，酸奶100毫升，蜂蜜、柠檬汁各适量。

做法：

❶ 洗净去皮的哈密瓜、火龙果、苹果切条，再切小块，圣女果对半切开。

❷ 将切好的水果整齐地码入果盘中，用保鲜膜将果盘包好放入冰箱冷藏20分钟。

❸ 备1个小碗，放入酸奶、蜂蜜、柠檬汁搅匀。

❹ 取出果盘，将调好的酸奶酱浇在水果上，即可食用。

专家点拨

　　家长应及时做好预防小儿暑热的措施，炎炎夏季，适当吃些凉食或喝些冷饮会让人感觉身心舒适，但是，这些食物不宜吃得太多。吃太多会损伤脾胃，影响食欲。

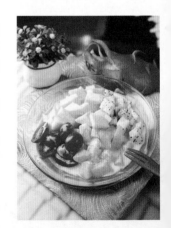